Le 5 Leggi Biologiche

Ansia e Attacchi di Panico

Il senso biologico delle "Malattie"

Le 5 Leggi Biologiche: Ansia e Attacchi di Panico

Il senso biologico delle "Malattie"

Copyright © 2015 Andrea Taddei. Tutti i diritti riservati.

ISBN: 9788894059809

Editore: Andrea Taddei

Foto in copertina: Yellow Crocus

Per informazioni e ordini del libro si può contattare l'Autore ai seguenti indirizzi:

www.5leggibiologiche.it

email: info@5leggibiologiche.it

Avvertenze

L'autore declina ogni responsabilità circa le informazioni e l'utilizzo degli argomenti trattati in questo testo. Nulla di quanto esposto vuole sostituirsi alla medicina accademica e ufficiale.

Ad oggi le scoperte del Dr. Hamer non sono ancora state verificate e riconosciute da parte della Medicina Ufficiale.

Si ricorda al lettore che questo testo non vuole sostituirsi ad alcuna diagnosi e terapia medica, ma lo stesso è tenuto a rivolgersi a terapeuti competenti per confrontare i benefici e i rischi delle terapie attualmente offerte.

Andrea Taddei

Le 5 Leggi Biologiche

Ansia e Attacchi di Panico

Il senso biologico delle "Malattie"

Sommario

a Matilde

Presentazione

La Nuova Medicina Germanica® scoperta dal Dr. Ryke Geerd Hamer e sistematizzata nelle 5 Leggi Biologiche rappresenta un cambiamento nella comprensione di quella che viene comunemente chiamata "Malattia".

Attraverso i suoi studi, il Dr. R. G. Hamer, è arrivato alla constatazione che i processi patologici non sono "errori della natura" ma bensì Programmi Biologici Sensati della Natura conseguenti a eventi improvvisi e drammatici.

Questo libro, nel contesto delle 5 Leggi Biologiche, è stato scritto con l'intento di portare una maggiore comprensione sull'origine e sul significato, dal punto di vista biologico, dell'ansia e degli attacchi di panico.

Per una corretta diffusione dell'autentica Nuova Medicina Germanica® e degli studi relativi alle scoperte del Dr. Hamer si rimanda la lettura del Testamento per una Nuova Medicina e alla Tabella Scientifica del Dr. Ryke Geerd Hamer edito da "Amici di Dirk® Ediciones de la Nueva Medicina".

"Spesso il pensare si riduce a inventare

ragioni per dubitare dell'evidente"

Nicolas Gomez Davila

1. Le Nuova Medicina del Dr. Hamer

Secondo il medico tedesco Ryke Geerd Hamer, la causa delle malattie va ricercata in "particolari eventi" che l'individuo vive durante la sua esistenza. Dai suoi studi, iniziati in seguito alla perdita di suo figlio Dirk e durati svariati anni, giunse alla conclusione che l'inizio di quello che comunemente chiamiamo "malattia" è rappresentato da un evento drammatico e inaspettato, che subisce l'individuo e che ha chiamato "Sindrome di Dirk Hamer" (DHS).

Grazie alla sua ricerca ha permesso di ridefinire radicalmente il concetto di malattia, non più come un "errore della natura" ma bensì come parte di un programma biologico che ha origine in risposta ad un particolare evento biologico-conflittuale; ha scoperto e verificato che c'è una relazione tra quello che una persona vive nella sua vita e quello che si è sempre definito e considerato come "malattia". Inizialmente il Dr. Hamer pensò di aver trovato la causa del cancro ma ben presto constatò che le sue conclusioni potevano essere applicate a tutti i processi che da sempre sono stati definiti "patologici". Quando una persona vive uno shock biologico inaspettato, si verifica un'attivazione di una precisa area cerebrale che è in relazione univoca ad uno specifico tessuto periferico, organo o viscere, che in un certo momento darà una manifestazione sintomatica (sintomo) e la cosiddetta "malattia".

Grazie alle 5 Leggi Biologiche è possibile spiegare la logica con cui la natura dell'organismo risponde a particolari eventi e conseguentemente queste leggi biologiche ci portano a comprendere la genesi delle malattie.

Oltre a ciò, secondo questa visione, siamo in grado di sapere non solo il perché origina una "malattia" ma è possibile anche comprendere il suo decorso nel tempo in un determinato individuo rispetto ad un altro. La grandiosità di questa scoperta è che ogni singola legge è verificabile da chiunque e per qualsiasi sintomo nella totalità dei casi.

2. Le 5 Leggi Biologiche

La 1° Legge Biologica della Natura

1° Criterio: ogni programma speciale, biologico e sensato (SBS) è originato da una DHS (Sindrome di Dirk Hamer), cioè con uno shock conflittuale inaspettato, acuto e drammatico, vissuto intensamente e con una sensazione di isolamento. A partire dalla DHS, ogni SBS si manifesta simultaneamente sui tre livelli: psiche, cervello, organo.

2° Criterio: la DHS determina la localizzazione del SBS a livello sia del cervello, il cosiddetto Focolaio di Hamer, che dell'organo, dove si produce un'alterazione organica.

3° Criterio: il decorso del SBS è sincrono sui tre livelli (psiche, cervello, organo), dalla DHS alla soluzione del conflitto (CL), compresa l'epicrisi (CE) al culmine della fase Post-Conflittolitica (PCL) fino al ritorno alla normalità (normotonia).

1° Criterio: ogni programma speciale, biologico e sensato (SBS) è originato da una DHS (Sindrome di Dirk Hamer), cioè con uno shock conflittuale inaspettato, acuto e drammatico, vissuto intensamente e con una sensazione di isolamento. A partire dalla DHS, ogni SBS si manifesta simultaneamente sui tre livelli: psiche, cervello, organo.

Tra tutto quello che una persona vive, solamente alcuni eventi rappresentano una DHS. Sono tutti quei conflitti-eventi in cui avvengono queste condizioni:

- o   inaspettato
- o   improvviso
- o   acuto
- o   drammatico
- o   vissuto nell'isolamento

Sono definiti "Conflitti Biologici" perché l'evento che accade rappresenta una "difficoltà biologica" a cui l'individuo deve rispondere e superare per garantire la sua integrità biologica, la sopravvivenza o l'integrità del gruppo a cui appartiene.

La reazione è automatica, mediata dal sistema nervoso centrale, immediata, istintiva e non mediata dall'Io, solamente questi conflitti possono essere definiti biologici e sono i soli che permetteranno di iniziare il Programma Speciale, Biologico e Sensato della Natura (SBS).

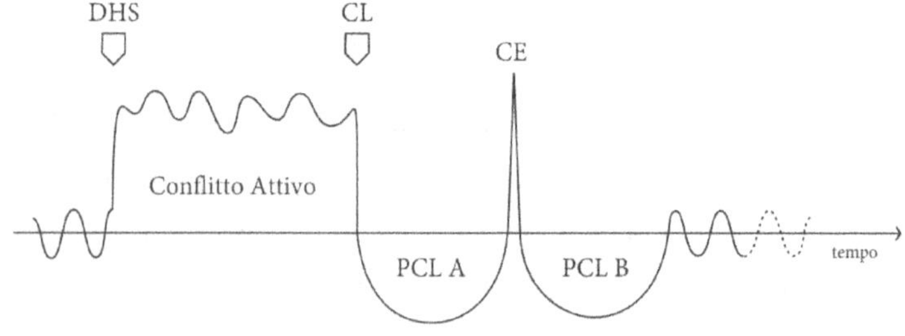

Diverso completamente dai quei conflitti, studiati in psicologia, in cui il conflitto rappresenta uno scontro tra ciò che una persona desidera e un'istanza interiore, interpersonale che impedisce la soddisfazione del bisogno, dell'esigenza o dell'obiettivo connessi a tale desiderio; questi rappresentano, certamente un disagio per l'individuo, ma non avranno la capacità di produrre l'attivazione di un programma speciale biologico e sensato (SBS) e la conseguente modificazione della struttura e della funzionalità dei tessuti (organi o visceri).

"2° Criterio: la DHS determina la localizzazione del SBS a livello sia del cervello, il cosiddetto Focolaio di Hamer, che dell'organo, dove si produce un'alterazione organica".

Nell'istante della DHS si verificano delle modificazioni sia a livello del tessuto cerebrale, creandosi il così detto Focolaio di Hamer (FH), che a livello del tessuto periferico, organo o viscere che è stato definito Focolaio d'organo (HH).

Nel medesimo istante della DHS, si creano a livello cerebrale delle alterazioni in aree cerebrali ben precise e mappate, definite Focolai di Hamer (FH). Queste aree sono in relazione precisa al tipo di DHS e, conseguentemente, sono in relazione ai Focolai dell'organo (HH), ovvero al tessuto periferico, organo o viscere associato.

3° Criterio: il decorso del SBS è sincrono sui tre livelli (psiche, cervello, organo), dalla DHS alla soluzione del conflitto (CL), compresa l'epicrisi (CE) al culmine della fase Post-Conflittolitica (PCL) fino al ritorno alla normalità (normotonia).

Sui tre livelli, psichico, cerebrale e organico il decorso della curva è sincrono, la progressione e l'andamento della curva bifasica (Programma Speciale Biologico e Sensato) si può verificare ed analizzare prendendo in considerazione anche una sola curva.

Definita la prima legge biologica, possiamo riprodurla graficamente sulla linea del tempo, dove a secondo dei casi sono rappresentati: secondi, minuti, ore, giorni, mesi oppure anni.

tempo

Sopra questa linea è rappresentato il sistema nervoso simpatico, detto anche ortosimpatico (vedi Appendice).

ortosimpaticotonia

tempo

Sotto la linea del tempo è rappresentato il sistema nervoso parasimpatico.

tempo

parasimpaticotonia o vagotonia

Normalmente ci troviamo in uno stato di normotonia:

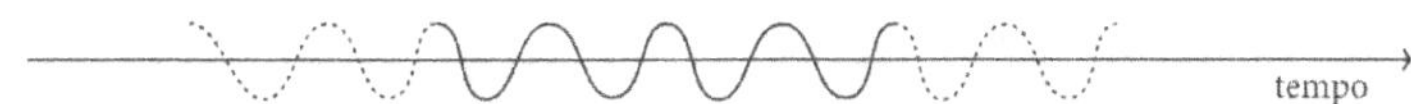

ovvero fluttuiamo fisiologicamente da una attivazione del sistema nervoso simpatico ad una attivazione del sistema nervoso parasimpatico; è il ritmo giorno-notte, attività-riposo.

Durante questa normotonia può accadere, ed è del tutto normale, che un evento acuto, inaspettato, improvviso, drammatico (DHS), mi coglie in contropiede e lo vivo in uno stato d'isolamento:

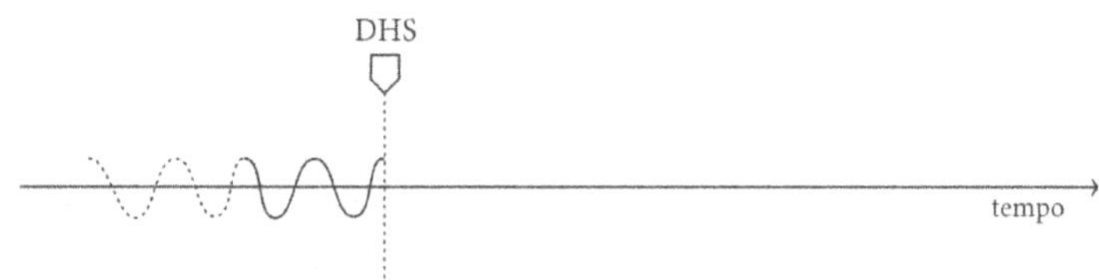

Questo evento (DHS) segna l'inizio immediato di una cascata di modificazioni che avverranno contemporaneamente e istantaneamente sui tre livelli:

o a *livello psichico* si manifesterà l'emozione e avrò il ricordo del conflitto biologico (DHS) o a *livello del tessuto cerebrale* si attiveranno delle aree cerebrali (FH, Focolaio di Hamer) rapportate all'evento vissuto

o a *livello degli organi o dei visceri*, sempre in relazione al vissuto, si creeranno i cosi detti Focolai d'Organo (HH) e si verificheranno delle modificazioni funzionali (iperfunzione o ipofunzione) e strutturali (iperplasia, ipertrofia, neoplasia, ulcera, necrosi, …) del tessuto coinvolto dal tema del conflitto.

La 2° Legge Biologica della Natura

Tutti i programmi speciali con senso biologico (SBS) constano di due fasi, a condizione che si arrivi alla soluzione del conflitto.

Se la 1° Legge Biologica definisce l'evento iniziale, la DHS; la 2° Legge Biologica descrive l'andamento della risposta individuale di quell'evento inaspettato e improvviso: il Programma Speciale Biologico e Sensato della Natura (SBS).

Conseguentemente ed istantaneamente alla DHS, l'individuo esce da uno stato di normotonia (attivazione ritmica del sistema nervoso autonomo) per rispondere efficacemente all'evento biologico vissuto attraverso l'attivazione del sistema ortosimpatico (Sistema Nervoso Autonomo); in questo caso si parla di *conflitto attivo* (CA), L'attivazione del sistema ortosimpatico perdurerà fino a quando non si sarà risolto il conflitto iniziale (DHS). Questo stato di simpaticotonia può essere più o meno intenso (massa conflittuale) a seconda dell'intensità e della durata del conflitto vissuto.

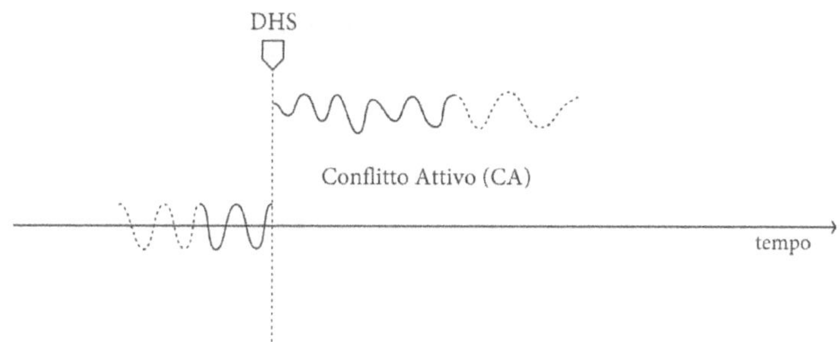

La DHS che è avvenuta segna l'inizio del programma speciale biologico e sensato della natura. Il sistema nervoso ortosimpatico sarà attivato per portare una risposta all'evento avvenuto in modo inaspettato e improvviso per poterlo risolvere in tempi utili, si parla di Conflitto Attivo.

L'individuo in uno stato di Conflitto Attivo continuerà a rimuginare di giorno su quella cosa che le è successa così inaspettatamente e se è stata molto intensa ci penserà anche di notte e si sveglierà tra le 01 e le 03 di mattina, ora di picco di simpaticotonia fisiologica. A livello somatico avrà mani, piedi e pelle freddi, inappetenza, iperattività, minima stanchezza.

In Conflitto Attivo, complessivamente l'individuo sta bene e non ha sintomi che possono impensierirlo, tutte le sue energie fisiche e psichiche sono dirette a risolvere il suo problema (DHS). Altri piccoli problemi sono accantonati momentaneamente o comunque non rappresentano in questo momento una priorità.

In questa fase, in base al tipo di conflitto (DHS) che ha subito, i tessuti cominciano a "rispondere" allo stato di simpaticotonia ma non si hanno sintomi:

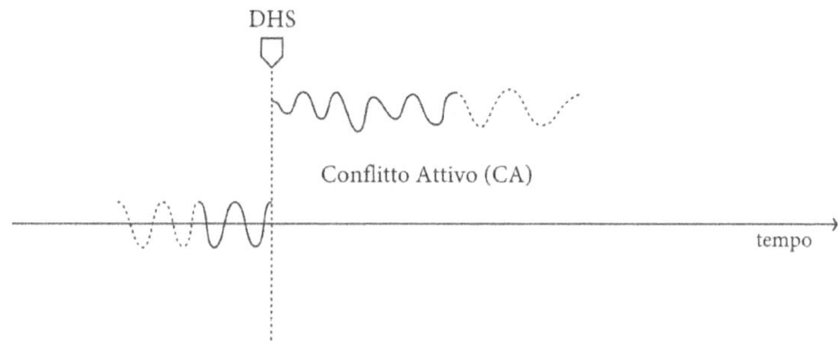

Per tutta la durata dello stato di simpaticotonia si avranno dei segni psichici e fisici (psiche, cervello organo) che indicheranno che si è in uno stato di Conflitto Attivo (CA):

- a *livello psichico* si continuerà a pensare, rimuginare a ciò che è accaduto (pensiero ossessivo) sia di giorno sia di notte (se è stata particolarmente intensa); questo stato è causato dallo stato di attivazione del sistema nervoso ortosimpatico.
- a *livello cerebrale*, visualizzabili alla TAC (Tomografia Assiale Computerizzata) senza mezzo di contrasto, avrò la formazione dei cosiddetti Focolai di Hamer (FH) in determinate aree relative al conflitto vissuto e all'organo corrispondente.

- a *livello vegetativo* si avranno: mani e piedi freddi, pelle fredda, inappetenza, perdita di peso, insonnia con risvegli tra l'01 e le 03 della mattina e iperattività, essendoci una stimolazione del sistema nervoso ortosimpatico.
- a *livello organico* avverrà una modificazione strutturale e funzionale, dipendente dall'origine embriologica del tessuto che viene stimolato dal sistema simpatico (3° Legge Biologica). Nella fase di Conflitto Attivo, se non con alcune eccezioni, non si hanno sintomi.

Questo stato di simpaticotonia successivo alla DHS permette all'individuo di reagire all'evento e di poter risolvere il conflitto in tempi utili e se questo avviene, si parlerà di Conflittolisi (CL):

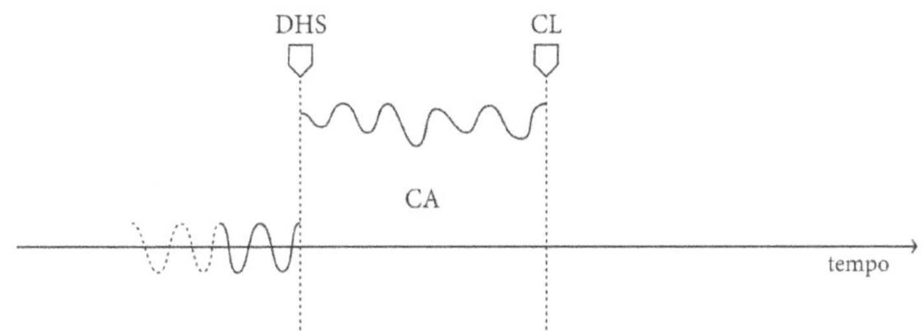

La Conflittolisi (CL) segna il passaggio a una seconda fase, opposta alla prima, dove si verifica un'attivazione del sistema parasimpatico o vagotonia:

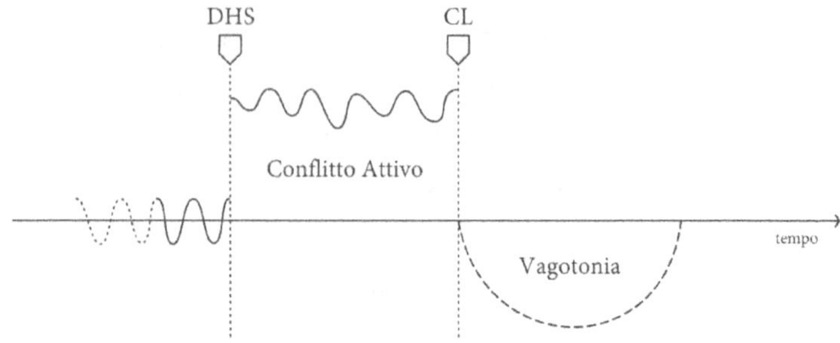

La Conflittolisi accade quando, grazie allo stato di simpaticotonia precedente, riesco a risolvere il conflitto (DHS). La risoluzione del conflitto può accadere in diversi modi più o meno dipendenti dall'individuo; posso mettermi nella condizione di allontanarmi definitivamente da quello che è accaduto, posso affrontare la situazione oppure come a volte accade le circostanze evolvono spontaneamente in una direzione migliore anche senza un mio intervento diretto.

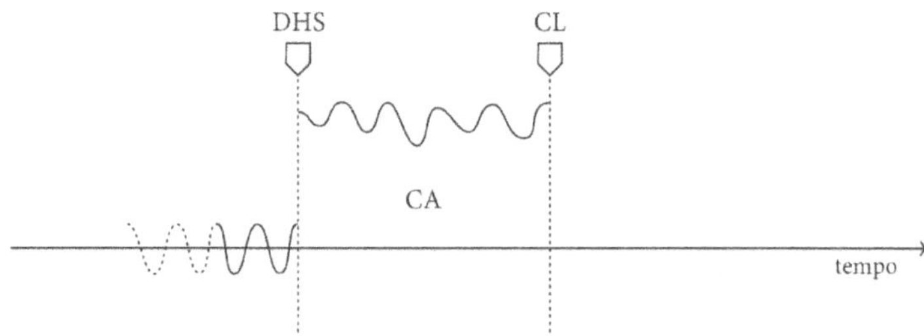

La Conflittolisi è un evento che permette di risolvere il conflitto biologico, ha una connotazione positiva, rappresenta un alleggerimento, una soluzione.

In seguito alla Conflittolisi avviene un cambiamento di fase; da uno stato di ortosimpaticotonia si passerà in una fase parasimpaticotonia o vagotonica cioè la fase Post-Conflittolitica di soluzione.

Questa seconda fase vagotonica, di risoluzione, è composta da tre fasi:

- una fase vagotonica (PCL A, Post Conflittolisi A)
- una fase o picco simpaticotonico (CE, Crisi Epilettoide)
- una fase vagotonica meno intensa (PCL B, Post Conflittolisi B)

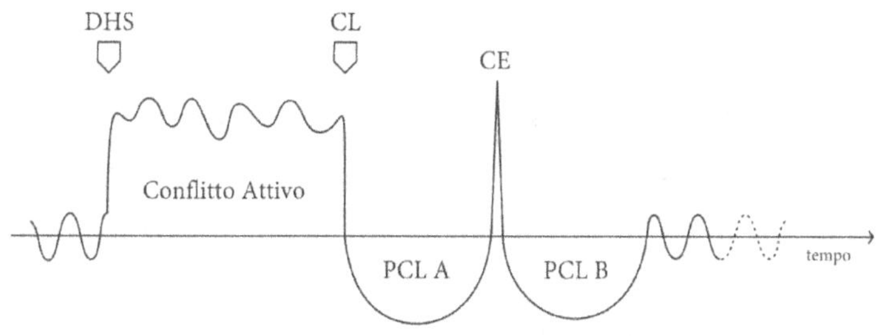

"Solo per consentire al lettore di poter comprendere l'andamento della 2° Legge Biologica scoperta dal Dott. Hamer viene qui riportato lo schema grafico della curva bifasica che richiama in parte l'originale del Dott. Hamer come riportato in bibliografia."

La fase Post-Conflittolitica (PCL) rappresenta la seconda fase della curva bifasica; è una fase in cui l'attivazione del simpatico lascia il posto a un'attivazione del sistema nervoso parasimpatico.

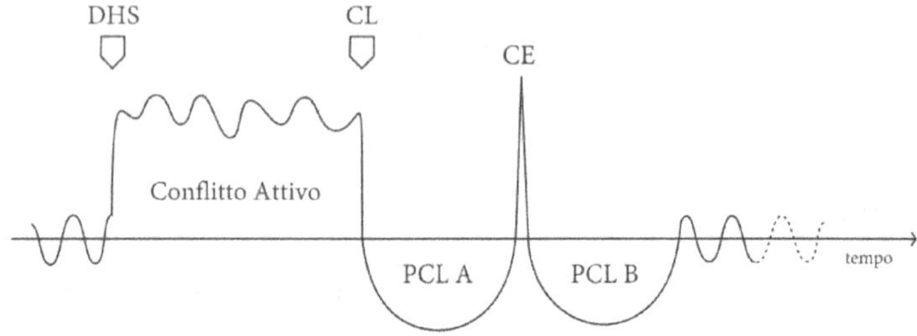

In questa fase vagotonica l'individuo sarà stanco, se può, dormirà di più del solito, non penserà più al suo problema perché è finalmente risolto, a livello somatico avrà mani, piedi e pelle calda e compariranno i segni e i sintomi che porteranno la persona a chiedere un consulto medico per assegnare un nome alla propria "malattia".

I sintomi che si manifestano in questa fase sono in relazione al tipo di DHS che si è vissuta in precedenza e che ha iniziato il programma speciale biologico e sensato: raffreddore, bronchite, vitiligine, dermatite, gastrite, epatite, cistite, psoriasi, pleurite, congiuntivite, miopia, lombalgia, rinite, cefalea, artrite... e tutte le altre cosiddette "malattie"; che hanno una corrispondenza precisa e univoca con un conflitto biologico (DHS).

Come raffigurato in figura, la fase di soluzione vagotonica è composta a sua volta da tre curve:

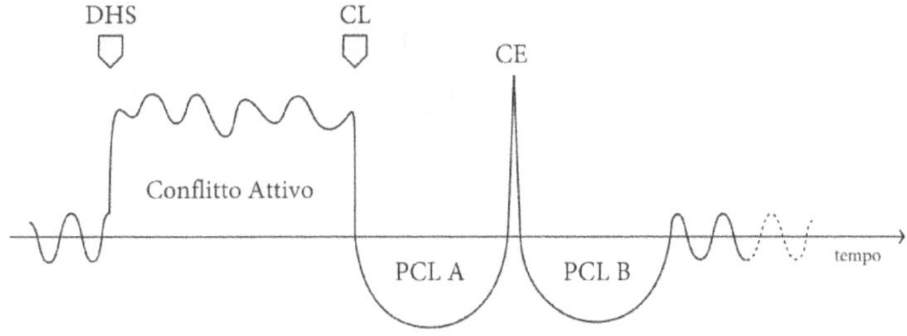

La fase PCL A è la prima fase parasimpaticotonica dove si assiste all'emergere del o dei sintomi. Analizzando una singola curva bifasica e senza recidive, la durata temporale di questa fase è esattamente la metà della durata del Conflitto Attivo ma con una durata massima di tre settimane (se la fase di CA è durata due settimane, la fase PCL A ha una durata di una settimana. Oltre le sei settimane di CA, la fase PCL A sarà sempre di tre settimane):

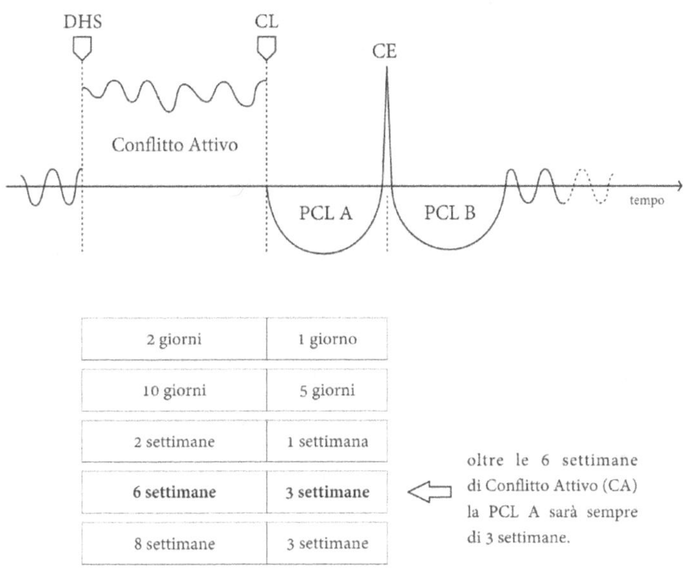

2 giorni	1 giorno
10 giorni	5 giorni
2 settimane	1 settimana
6 settimane	**3 settimane**
8 settimane	3 settimane

oltre le 6 settimane di Conflitto Attivo (CA) la PCL A sarà sempre di 3 settimane.

Il picco simpaticotonico che prende il nome di Crisi Epilettoide – CE (se la DHS è di tipo motorio, prenderà il nome di Crisi Epilettica) questo picco simpaticotonico a metà della fase di soluzione ha la funzione di ridurre l'edema cerebrale a livello del HH e sarà accompagnato da una sintomatologia molto eclatante e acuta, che prenderà il nome di colica renale, colica biliare, colica intestinale, attacco di panico, ma sarà sempre in relazione al contenuto emotivo della DHS iniziale.

La durata temporale della fase postconflittolitica (PCL) è in relazione alla durata del Conflitto Attivo.

Biologicamente, la Crisi Epilettoide, ha una durata che varia da 10-20 secondi a quattro ore:

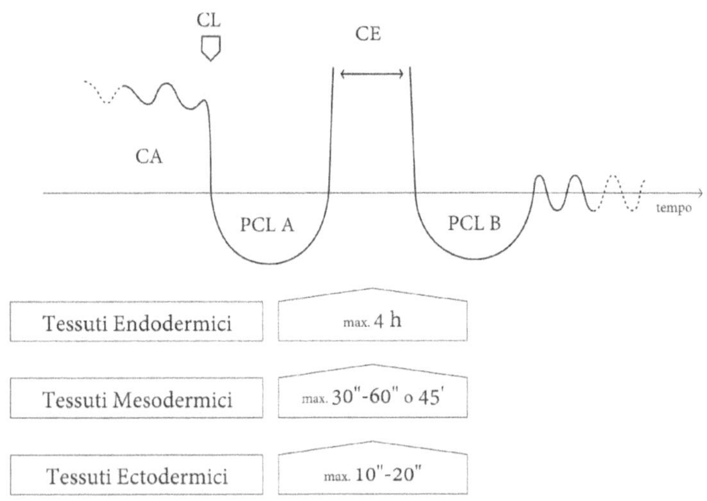

La durata massima della Crisi Epilettoide, come spesso accade, può superare il tempo massimo se va in "sospensione".

Terminata la Crisi Epilettoide si ripresenterà una fase vagotonica PCL B meno intensa dal punto di vista sintomatologico, che segnerà la fine del Programma Biologico e Sensato della Natura (SBS) prima di ritornare in normotonia ovvero al ritorno di una stimolazione base neurovegetativa.

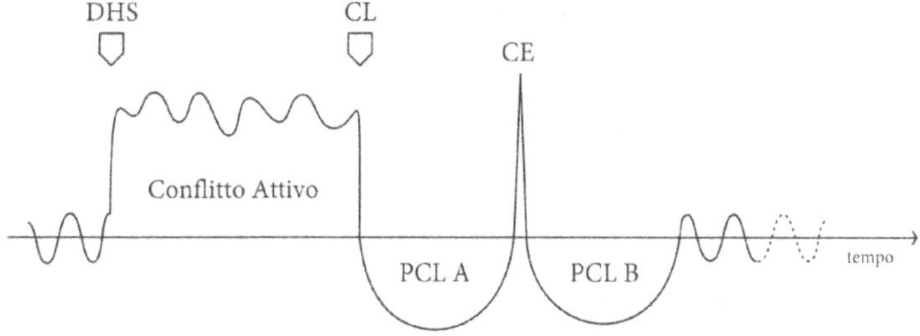

Nella fase Post-Conflittolitica oltre ad avere una sintomatologia concernente la DHS coerentemente al tipo di tessuto coinvolto si potrà avere anche la febbre di vario grado a seconda della derivazione embrionale del tessuto:

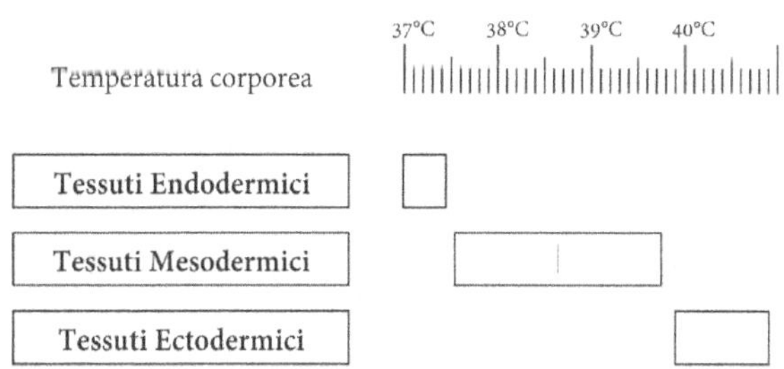

Per tutta la durata dello stato di vagotonia si manifesteranno sintomi psichici e fisici che indicheranno che sono in uno stato di PCL (Post Conflittolisi), definita anche fase di risoluzione:

- a *livello psichico* non si penserà più a quella cosa che è successa, ormai risolta e lontana, e si sarà molto tranquilli.
- a *livello cerebrale*, visualizzabili alla TAC (Tomografia Assiale Computerizzata) senza mezzo di contrasto, si avranno i Focolai di Hamer (HH) con una diversa conformazione delle aree relative al conflitto vissuto e all'organo rispetto alla fase simpaticotonica.
- a *livello vegetativo* si avranno: mani e piedi caldi, stanchezza e altri segni in relazione all'attivazione del parasimpatico.
- a *livello organico* avverrà una modificazione strutturale e funzionale in direzione opposta rispetto alla fase simpaticotonica (vedi 3° Legge Biologica). In questa fase compariranno segni e sintomi fisici in relazione precisa alla DHS subita precedentemente.

La 3° Legge Biologica della Natura

Il sistema ontogeneticamente condizionato dei Programmi Speciali con Senso Biologico (SBS).

Fino ad ora abbiamo visto le prime due Leggi Biologiche che definiscono la DHS, l'evento iniziale, la 1° Legge Biologica, e l'andamento di adattamento biologico in seguito allo shock conflittuale, la 2° Legge Biologica (curva bifasica).

Con la 3° Legge Biologica, il Dr. Hamer, sottolinea che i Programmi Speciali Biologici sono condizionati ontogeneticamente e stabilisce il comportamento dei tessuti (organi e visceri) in relazione all'attivazione del sistema nervoso autonomo.

Ogni singolo tessuto, sottoposto ad una stimolazione neurologica del sistema nervoso autonomo (simpaticotonia-parasimpaticotonia), può incorrere in quattro diverse alterazioni strutturali e/o funzionali:

- o aumento di tessuto *(proliferazione)*
- o diminuzione di tessuto *(necrosi, ulcera, caseificazione)*
- o aumento della funzione del tessuto *(iperfunzione)*
- o diminuzione della funzione del tessuto *(ipofunzione)*

Il comportamento del tessuto in risposta alla stimolazione neurovegetativa dipende dalla sua derivazione embrionale (Endoderma, Mesoderma, Ectoderma).

Tutti i tessuti che derivano dall'Endoderma (per es. tubo digerente inerente i "conflitti del Boccone") nella Fase

Simpaticotonica (CA) vanno incontro a un aumento di tessuto (crescita cellulare, proliferazione) e di funzione (iperfunzione), mentre nella fase parasimpaticotonica (PCL) vanno incontro a una riduzione di tessuto (necrosi, ulcera, caseificazione) e di funzione (ipofunzione):

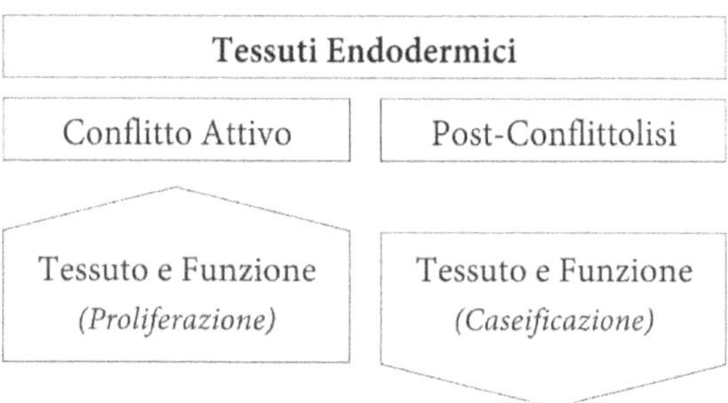

Tutti i tessuti che derivano dal Mesoderma Antico (per es. tessuti di protezione inerente i "conflitti di protezione") nella fase simpaticotonica (CA) vanno incontro a un aumento di tessuto e di funzione, mentre nella fase parasimpaticotonica (PCL) vanno incontro una riduzione di tessuto e di funzione:

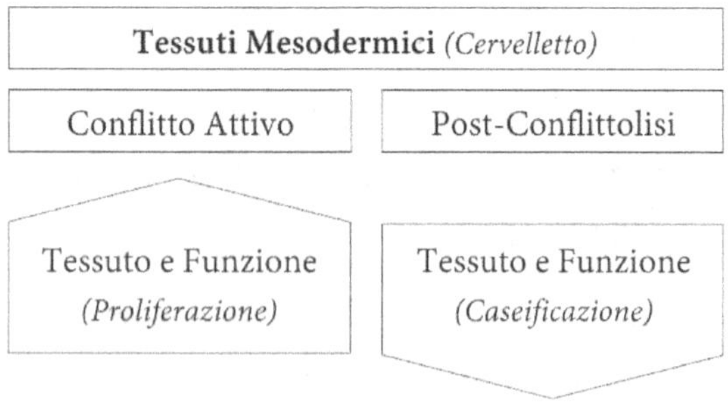

Tutti i tessuti che derivano dal Mesoderma Recente (per es. scheletro con i relativi "conflitti di auto-svalutazione") nella fase simpaticotonica (CA) vanno incontro a una diminuizione di tessuto e di funzione, mentre nella fase parasimpaticotonica (PCL) vanno incontro a un aumento di tessuto e di funzione:

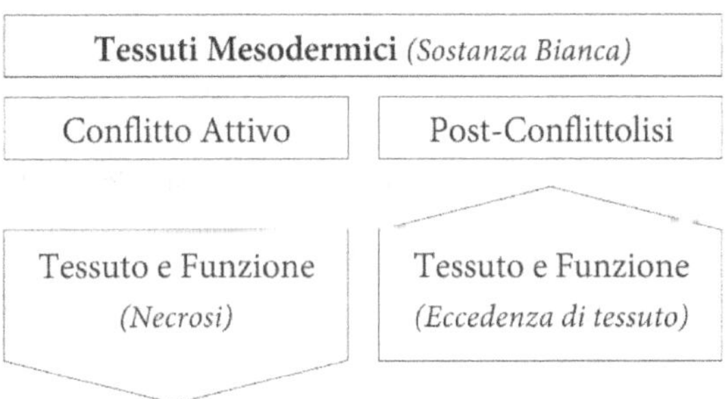

Tutti i tessuti che derivano dall'Ectoderma nella fase simpaticotonica (CA) vanno incontro a una riduzione di tessuto e di funzione (riduzione funzionale progressiva, riduzione cellulare, ulcera, necrosi e atrofia), mentre nella fase parasimpaticotonica (PCL) vanno incontro a un aumento di tessuto (ripristino e riparazione tissutale, cicatrizzazione) e di funzione (ripristino funzionale):

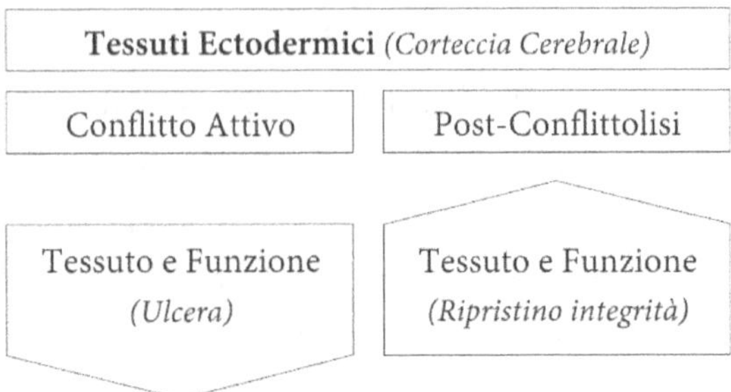

La 4° Legge Biologica della Natura

Il sistema geneticamente determinato dei microbi nella storia dell'evoluzione.

Con la 4° Legge Biologica, il medico tedesco, sottolinea e rivaluta il ruolo dei microbi (funghi, batteri e virus) nei processi patologici. Questi agenti non li considera come la causa delle "malattie" ma piuttosto li considera come "simbionti" (organismi che vivono un rapporto con altri organismi viventi diversi e traggono reciproco vantaggio) che intervengono e partecipano attivamente allo svolgimento della fase PCL o vagotonica, ottimizzando la fase di riparazione (PCL).

Tessuti Endodermici	Tessuti Mesodermici	Tessuti Ectodermici
Funghi, Micobatteri		
	Batteri	
		Virus

Più precisamente:

- i **funghi e i micobatteri** (TBC) si manifestano e li troviamo che partecipano nella fase PCL di tutti i tessuti che derivano dall'Endoderma e una parte dei tessuti che derivano dal Mesoderma Antico. La proprietà posseduta dai micobatteri è la loro capacità di "caseificare" (ridurre) i tessuti che sono cresciuti in fase attiva (CA). Se per vari motivi non sono presenti i micobatteri si creeranno delle cisti.
- i **batteri** si rendono manifesti ed ottimizzano unicamente in fase PCL in tutti i tessuti di derivazione Mesodermica.
- i **virus**, anche se negli ultimi anni il Dr. Hamer pone dei dubbi sulla loro esistenza, li troviamo nei tessuti che derivano dall'Ectoderma in fase PCL e ottimizzano la riparazione, ripristinando la struttura.

La 5° Legge Biologica della Natura

La quintessenza

La 5° Legge Biologica ricorda che i Programmi Speciali Biologici e Sensati (SBS) attivati con una DHS hanno un "senso biologico", un'utilità biologica precisa e fondamentale per garantire la sopravvivenza dell'individuo e della specie.

Il senso biologico dei Programmi Biologici è per tutti i tessuti in Conflitto Attivo, tranne che per i tessuti che derivano dal Mesoderma Recente, in cui è alla fine della fase di soluzione (normotonia).

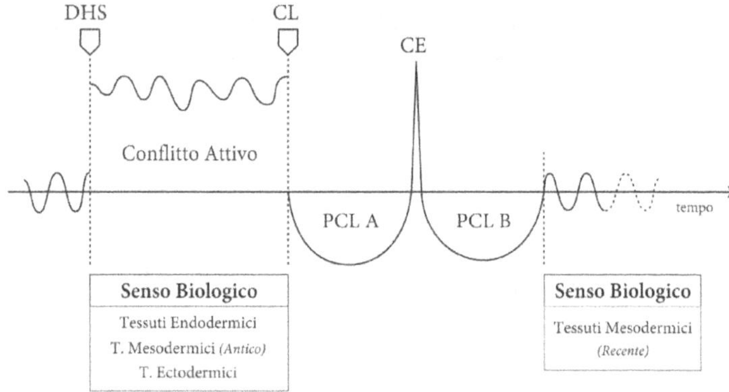

3. I Conflitti Biologici

Come descritto precedentemente, unicamente, i conflitti definiti biologici possono attivare un Programma Biologico Sensato della Natura (SBS), questi possono essere suddivisi in 4 grandi famiglie:

- Conflitti del "boccone"
- Conflitti del "sentirsi attaccati, protezione"
- Conflitti di "auto-svalutazione, non riuscire"
- Conflitti di "territorio e separazione"

Per comprendere e ricordare facilmente i conflitti biologici, possiamo pensare inizialmente ad una singola cellula. Per poter sopravvivere nell'ambiente la cellula come prima cosa fondamentale deve fagocitare sostanze nutritive, inglobarle, metabolizzarle ed espellerle (Boccone), fatto questo deve proteggersi dall'ambiente esterno attraverso la sua membrana cellulare (Protezione), in seguito deve crescere e rafforzarsi e lo fa attraverso il citoscheletro (Non riuscire - Svalutazione) e in ultimo deve procreare, "comunicare" per poter garantire la sopravvivenza (Territorio e Separazione). Così come la cellula anche tutti gli essere viventi, più complessi, hanno in sé queste funzioni che permettono all'individuo e alla specie a cui appartengono di sopravvivere ed evolvere.

Conflitti del "boccone"

Questi tipi di conflitti arcaici, riguardano il "boccone vitale", sono legati alla **sopravvivenza** dell'individuo, della specie e al mantenimento delle funzioni vitali: mangiare, digerire, assimilare, eliminare, evacuare. Il "boccone", fondamentale per la sopravvivenza dell'individuo, oltre che al cibo, è associato anche al "boccone aria" (polmone), "boccone luce" (occhio), "boccone uditivo" (orecchio) e "boccone acqua" (rene).

Nell'uomo questi tipi di conflitti possono assumere un senso figurato e diventare tutto ciò che l'individuo considera fondamentale per la propria sopravvivenza in relazione alla sua personalità, educazione e cultura.

Il conflitto del boccone, se vissuto dall'individuo, andrà a creare una modificazione della funzione e della struttura (morfologia) di determinati tessuti (organi o visceri), che derivano dall'Endoderma (vedi Appendice: Embriologia – i 3 Foglietti Embrionali), in relazione al vissuto conflittuale.

Ad un particolare conflitto del boccone corrisponde un preciso tessuto periferico; per esempio, se si vive come conflitto: *quello che ho mangiato durante il pasto non è sano*, si verrà a creare una modificazione nella struttura e della funzione (3° Legge Biologica) della submucosa orale che in termine medico prende il nome di afta. Si può dire, senza ombra di dubbio, che ad ogni conflitto corrisponde un preciso tessuto e conseguentemente una precisa sintomatologia, ed è anche vero che ad ogni sintomo corrisponde ad un preciso conflitto che la persona ha vissuto.

I tessuti coinvolti in questo tipo di conflitti sono tessuti che derivano dal foglietto embrionale chiamato Endoderma e che vanno a comporre principalmente il tubo digerente; tra i tessuti che derivano dell'Endoderma troviamo:

Submucosa orale, palato, ghiandole parotidi, ghiandole salivari sublinguali, tonsille, adenoidi (faringe), ghiandole lacrimali, iride, ghiandola tiroidea, ipofisi posteriore, orecchio medio, tromba d'Eustachio, terzo inferiore dell'esofago *(eccetto 2/3 superiori)*, alveoli polmonari, grande curvatura dello stomaco *(eccetto piccola curvatura)*, parenchima epatico *(eccetto dotti biliari e colecisti)*, parenchima pancreatico *(eccetto dotti pancreatici e isole del Langerhans)*, epitelio cilindrico del tratto gastro-intestinale, duodeno *(eccetto il bulbo duodenale)*, intestino tenue, crasso e sigma, parte interna dell'ombelico, midollare del surrene *(eccetto corteccia surrenale)*, tubuli collettori renali, submucosa rettale, trigono della vescica, mucosa del corpo dell'utero, ghiandole del Bartolini, tube di Falloppio, tessuto ovarico *(eccetto tessuto interstiziale)*, tessuto testicolare, prostata, ghiandole che producono lo smegma, muscolatura liscia.

Negli anni il Dr. Hamer è riuscito a mappare tutti i tessuti, a trovarne il senso biologico e a scoprire il conflitto biologico di ogni singolo tessuto.

I relè cerebrali che controllano i tessuti che derivano dall'Endoderma sono presenti a livello del Tronco Cerebrale.

Conflitto del "sentirsi attaccati"

Se i conflitti del "Boccone" garantiscono la sopravvivenza dell'individuo una seconda famiglia di conflitti garantiscono la sopravvivenza da attacchi esterni, sono i cosi detti conflitti "di protezione" o del "sentirsi attaccati". Questi conflitti coinvolgono tutti i tessuti che sono direttamente interessati alla protezione dell'individuo da attacchi esterni e derivano embriologicamente dal foglietto embrionale del Mesoderma Antico, da esso derivano:

Derma, Ghiandola mammaria *(eccetto dotti)*, Pericardio, Pleura, Peritoneo, Grande omento.

Il contenuto emotivo dei conflitti del "sentirsi attaccati" riguardanti l'uomo sono, per citarne solo alcuni: conflitto di non volere il contatto, conflitto di attacco alla propria integrità, conflitto di deturpazione zonale, conflitto di attacco contro il cuore, … . Anche per questo tipo di conflitti ad ogni conflitto corrisponde il suo tessuto di riferimento.

Tutti i conflitti definiti "del sentirsi attaccati", che hanno come tessuti una derivazione mesodermica (antica), hanno i relè cerebrali nel cervelletto.

Conflitti di "auto-svalutazione"

Il conflitto di **auto-svalutazione**, con tuti i suoi temi, coinvolge tutti i tessuti che derivano dal Mesoderma Recente, ovvero di quel foglietto embrionale direttamente interessato alla crescita e al rafforzamento dell'individuo, da esso derivano:

Tessuto connettivo, Tessuto linfatico *(linfonodi)*, Tessuto tendineo, Tessuto adiposo, Tessuto cartilagineo, Tessuto osseo, Denti *(dentina)*, Milza, Muscolatura striata, Parete delle arterie, Parete delle vene, Tessuto miocardico, Muscolatura liscia uterina, Muscolatura del collo dell'utero, Muscolatura anulare dello sfintere del collo dell'utero, Muscolatura *(striata)* della vescica, Muscolatura anulare dello sfintere vescicale, Muscolatura liscia del tratto intestinale, Muscolatura *(striata)* del retto, Muscolatura anulare dello sfintere anale, Corteccia Surrenale, Tessuto interstiziale ovarico *(escluso parenchima)*, Tessuto interstiziale testicolare *(escluso parenchima)*, Parenchima renale.

Il contenuto emotivo dei conflitti di "svalutazione" riguardanti l'uomo sono, per citarne solo alcuni: conflitto di svalutazione intellettuale, conflitto di non sentirsi all'altezza, conflitto di non riuscire a liberarsi di una situazione, conflitto di essere stato messo "fuori gioco", conflitto di perdita di una persona, conflitto di avere "una palla al piede", …

Tutti i conflitti definiti "auto-svalutazione", che hanno come tessuti una derivazione mesodermica (recente), hanno i relè cerebrali nella Sostanza Bianca.

Conflitto di "territorio e separazione"

Questi conflitti sono in relazione al **territorio** e alla **separazione**, questi conflitti a differenza degli altri permettono di interagire con il gruppo a cui apparteniamo, hanno una funzione sociale. Il conflitto di territorio (lotta e separazione), con tutti i suoi temi, coinvolge tutti i tessuti che derivano dall'Ectoderma, ovvero di quel foglietto embrionale direttamente interessato alla lotta per il territorio e alla separazione; dall'Ectoderma derivano:

Epitelio pavimentoso (dei dotti tiroidei, della laringe, degli archi branchiali, dei dotti lattiferi *(mammella)*, della mucosa bronchiale, dei dotti pancreatici, delle vie biliari, del bacinetto renale e ureteri, dell'epidermide, della palpebra e della congiuntiva, dotti lacrimali, dotti della parotide e ghiandole sublinguali), corpo vitreo, cornea e cristallino, smalto dei denti, intima delle arterie e vene coronariche, mucosa nasale e seni paranasali, mucosa orale, mucosa dei 2/3 superiori dell'esofago, mucosa gastrica *(piccola curvatura)*, mucosa del collo e orifizio dell'utero, mucosa vaginale, mucosa rettale, mucosa vescicale *(eccetto il trigono vescicale)*, pancreas *(cellule Alfa e Beta)*, periostio.

Tutti i conflitti definiti di "di territorio e separazione" e che hanno come tessuti una di derivazione ectodermica, hanno relè cerebrali nella corteccia cerebrale.

Tutti questi relè cerebrali sono visibili alla TAC (Tomografia Assiale Computerizzata) cerebrale standard con tagli paralleli alla base cranica passanti per l'area che si vuole valutare. Con il miglioramento della definizione della TAC cerebrale avvenuta in questi anni, questi relè sono più difficili da repertoriare.

4. Un cambiamento di prospettiva

"…alla fine ho dovuto chiedere a me stesso se la nostra comprensione e il nostro concetto di malattia non era stata del tutto sbagliata a causa della nostra ignoranza dello scopo biologico della malattia…"

R.G. Hamer

Non c'è ombra di dubbio che la Medicina Ufficiale, dall'avvento degli antibiotici (1930-1941) ai nostri giorni, abbia raggiunto successi ineguagliabili, attraverso un approccio scientifico, nel campo della terapia farmacologica, nella terapia chirurgica, in medicina d'urgenza e nella diagnosi strumentale (Radiografia, TAC, RMN, PET, Endoscopia…).

Questo tipo di approccio metodologico anche se corretto ha portato a studiare ogni fenomeno ad un livello di dettaglio sempre più estremo ma ha portato conseguentemente la perdita di una visione d'insieme dell'individuo nella sua triade: corpo, mente e spirito.

Quello che né è derivato è un'incapacità, della Medicina Ufficiale, di scoprire la *causa delle malattie*, di *spiegare il perché* la malattia si manifesti in un individuo piuttosto che in un altro, sul perché le terapie proposte, secondo i protocolli standard, funzionino in alcuni individui e non in altri.

Il Dottor Ryke Geerd Hamer, in seguito all'insorgere di una sua malattia conseguente ad un lutto familiare, iniziò ad investigare sui pazienti se ci fosse una correlazione tra "eventi traumatici" e l'insorgenza delle loro malattie; con sua grande sorpresa constatò e verificò negli anni di studio che tutte le cosi dette "Malattie" dalle più banali alle più gravi, erano la conseguenza di certi tipi di "eventi" che chiamò DHS (Sindrome di Dirk Hamer, 1° Legge Biologica) che la persona aveva vissuto nella sua vita.

Nei suoi studi, scoprì non solo l'evento iniziale, ovvero la causa delle malattie, ma scoprì anche la logica dell'andamento nel tempo dei processi cosi detti "patologici" (2° Legge Biologica).

Inizialmente, per deformazione professionale, era alla ricerca del problema, dell'errore che dava inizio alla malattia ma col tempo e con la sua ricerca ossessiva, arrivo alla comprensione sorprendente che le "malattie" non sarebbero un *fenomeno maligno* ma piuttosto un "programma biologico sensato della natura" con una "funzione", ogni volta, ben precisa per garantire la sopravvivenza dell'individuo e del gruppo.

La "malattia" stessa sarebbe una reazione sensata dell'individuo in risposta ad un evento straordinario (Conflitto Biologico). Il processo è autolimitato nel tempo, se non intervengono altri fattori (vedi: Le Recidive) e terminerebbe riportanto l'individuo in uno stato di "normalità fisiologica".

La Nuova Medicina Germanica® non è qualcosa di alternativo alla medicina né tanto meno una cura o una terapia ma può essere considerata come un nuovo punto di vista e di studio di tutti quei processi definiti "patologici"; attraverso le 5 Leggi Biologiche, si è in grado di comprendere e a descrivere in maniera scientifica, precisa e sempre verificabile, le cause, i sintomi e l'evoluzione di qualsiasi processo considerato "patologico".

5. La Lateralità

Alla luce delle 5 Leggi Biologiche sapere se si è destrimani o mancini è fondamentale per comprendere con precisione la localizzazione nel corpo di alcuni sintomi.

Tra i molteplici test che possono essere fatti per stabilire se si è destrimani o mancini, il Dottor Hamer ha potuto verificare che l'unico in grado di stabilire esattamente la lateralità è il *test dell'applauso*.

Applaudendo come se fossimo a teatro, la mano che batte sopra dà la dominanza: il destrimane batterà la mano destra sopra la sinistra, mentre il mancino batterà la mano sinistra sopra la destra.

Nei destrimani, sia maschi sia femmine, la parte non dominante, la sinistra, è in relazione al nido, ovvero alla propria madre e ai propri figli o animali. La parte destra invece riguarda tutte le altre figure di pari grado sia maschi che femmine (papà, marito, amante, fratelli, sorelle, compagno, compagna, amici, amiche, datore di lavoro, colleghi, suoceri ...):

DESTRIMANI	
la **sinistra** del corpo	la **destra** del corpo
la propria mamma i propri figli gli animali	padre, marito, moglie, compagni, fratelli, sorelle, amici, amiche, suoceri, parenti, datori di lavoro, colleghi e colleghe...

Nei mancini, sia maschi sia femmine, la parte non dominante, la destra, é in relazione alla propria madre e ai propri figli o animali, mentre la parte dominante riguarda tutte le altre persone:

MANCINI	
la **sinistra** del corpo	la **destra** del corpo
padre, marito, moglie, compagni, fratelli, sorelle, amici, amiche, suoceri, parenti, datori di lavoro, colleghi e colleghe...	la propria mamma i propri figli gli animali

Grazie a questa regola è possibile comprendere e risalire con estrema precisione al motivo per il quale alcune volte si manifestano dei sintomi (per es. dolori muscolari, dermatiti) sulla parte destra o sinistra del corpo. Se ad una persona (destrimane) si manifesta un Herpes Labiale sul labbro destro, vuol dire che ha subito una conflitto di separazione "da chi si vuole baciare" inerente a tutte quelle persone che sono sulla sua parte dominante (la destra) ovvero una di queste figure: papà, marito, amante, fratelli, sorelle, compagno, compagna, amici, amiche, …

La regola della lateralità è valida unicamente per tutti i tessuti che derivano dal Mesoderma Antico (Conflitti di Protezione), dal Mesoderma Recente (Conflitti di Auto-Svalutazione) e dall'Ectoderma (Conflitti di Territorio e Separazione). Per i tessuti di origine Endodermica (conflitti del Boccone) la lateralità non è rispettata ma la parte destra del tubo gastro-enterico è collegato alla necessità biologica di "tirare dentro" il boccone mentre la parte sinistra di "tirare fuori" il boccone.

6. Le Recidive

Fisiologicamente, verificandosi una DHS, l'individuo passa prima una fase di Conflitto Attivo (CA) e se arriva a una Conflittolisi (CL), inizierà la fase vagotonica Post-Conflittolitica (PCL), che successivamente, con il suo tempo biologico, ritornerà in normotonia.

Si parla di *recidiva* quando l'individuo anziché progredire nella curva bifasica, come descritto, continuerà a passare da una fase vagotonica (PCL) a una fase simpaticotonica (CA), senza necessariamente ritornare in normotonia.

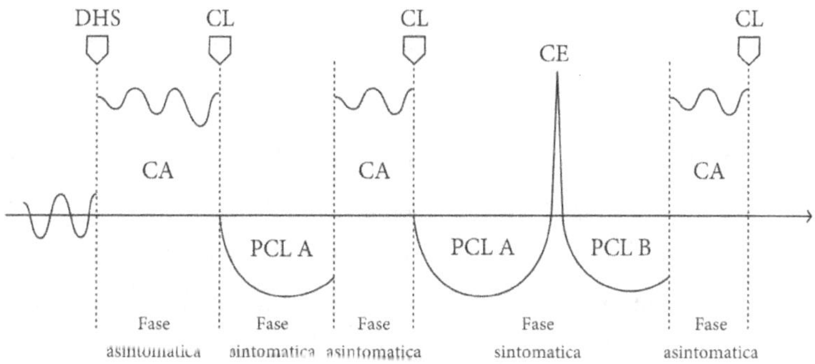

Quest'andamento dipende dal ripresentarsi, quando si è in vagotonia (PCL), del Conflitto Attivo, dovuto all'evento che si ripresenta. Questa modalità può essere portata avanti per molto tempo, anche per mesi o anni.

Dal punto di vista sintomatologico si manifesteranno i sintomi in fase vagotonica (PCL) per poi avere una riduzione o sparizione dei sintomi in fase simpaticotonica (CA).

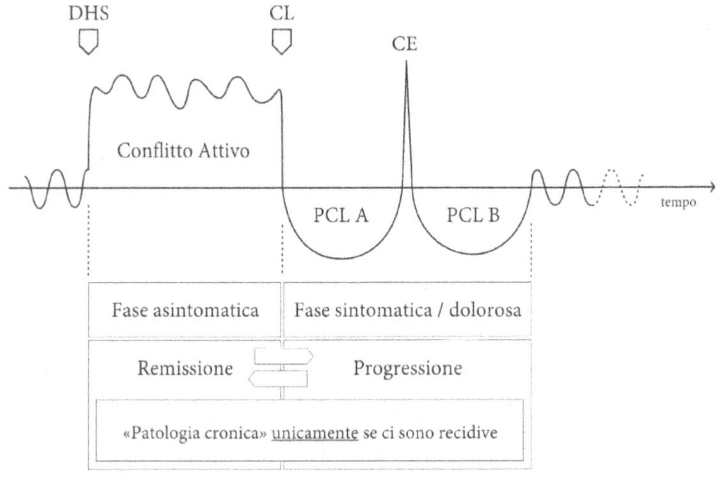

Le recidive, oltre a spiegare l'origine delle malattie croniche e le malattie autoimmunitarie, spiegano perché la sintomatologia o una comune "malattia", regredisce in alcuni casi spontaneamente mentre in altri individui ha un decorso cronico, degenerativo o infausto. Tutto questo dipende, secondo le 5 Leggi Biologiche, da quello che ogni singolo individuo vive durante quel periodo della sua vita.

Portando un esempio reale: un ragazzo di 30 anni (destrimane) ha sofferto dall'età di 27 fino ai 29 anni di un dolore, quasi costante, a livello della 7° vertebra cervicale (alla base del collo) riferito solo a destra. Secondo la mappa somatica di riferimento del sistema osteo-muscolare, la 7° vertebra cervicale corrisponde ad un conflitto del tipo *"devo abbassare la testa e non posso alzarla, mi sento sottomesso"*. In seguito all'invito di ricordare di un certo vissuto inerente a quel "sentito biologico" in quel periodo, dai 27 ai 29 anni, il ragazzo ha riportato che, proprio, in quel periodo era stato assunto in un'azienda dove il suo capo aveva verso di lui un atteggiamento che lo metteva nelle condizioni di dover abbassare la testa e di "non poter dire la sua". Dopo 3 anni ha cercato un altro posto di lavoro e il dolore riferito è cessato senza nessun intervento esterno.

Per fugare ogni ombra di dubbio, dovrebbe essere chiaro il concetto che senza la DHS non ci può essere il sintomo o la "malattia" e quindi senza attivazione della curva bifasica (SBS) non posso avere dolore, sintomo o "patologia". Un ulteriore esempio potrebbe essere fatto prendendo alcune persone che hanno la scoliosi, il dolore alla spina dorsale non è proporzionale alla gravità della scoliosi, non sono rari casi di scoliosi, anche gravi, in cui non c'è dolore. Dal punto di vista delle 5 Leggi Biologiche queste persone non hanno dolore perché non stanno più recidivando, per avere la conferma immediata occorre chiedere al diretto interessato che cosa è successo nella sua vita, nel suo vissuto, per cui non sta "subendo" più quel preciso conflitto, ovvero non sta più recidivando.

L'andamento della curva bifasica, sia nella fase simpaticotonica che parasimpaticotonia, può avere un andamento diverso. Così le curve bifasiche possono prendere nome diversi a seconda dei casi: curva monociclica, curva ridotta (riduzione della massa conflittuale in conflitto attivo), curva con recidive (cronica), curva in sospeso (simile alla curva con recidive ma con picchi simpaticotonici più brevi). Tutte queste varianti dell'andamento bifasico daranno conseguentemente una sintomatologia esclusiva ma sempre non disgiunta dal vissuto della persona.

7. I Binari

Nell'istante della DHS il sistema nervoso "registra", non solo il conflitto che scatenerà il Programma Speciale Biologico e Sensato, ma registrerà tutti quei "segnali" che hanno accompagnato la DHS, è come se, in quell'istante, si scattasse una fotografia "sensoriale".

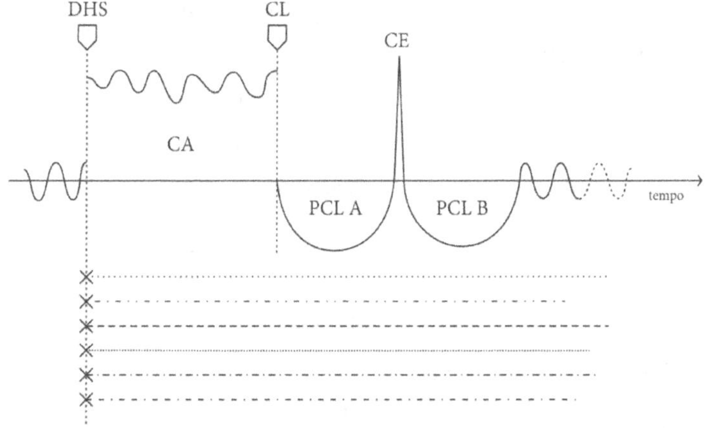

Se si subisce una qualsiasi DHS, che darà inizio ad una curva bifasica, mentre si passeggia sulla riva di un torrente oltre alla DHS si fissano tutta una serie di "segnali" per esempio: il rumore dell'acqua, il ronzio delle zanzare, la temperatura dell'ambiente, il campanello della bicicletta e tanto altro. Questi "segnali" in futuro, se si ripresenteranno insieme o isolatamente, permetteranno di riattivare la curva bifasica "originaria" legata all'evento già vissuto anche diversi anni prima; se questo si verifica si avrà come effetto la ri-manifestazione di sintomi in relazione alla curva già attivata al tempo della DHS iniziale. Questa caratteristica, che potrebbe sembrare inutile o controproducente, è alla base dell'apprendimento inteso come funzione dell'adattamento di un soggetto risultante dall'esperienza di un problema, ovvero un processo attivo di acquisizione di cambiamenti nell'ambiente, che costituiscono per il soggetto problemi da risolvere. I binari rappresentano una modalità dal punto di vista biologico ottimale perché rappresenta un "segnale di allarme" per non ricadere più in quella situazione così particolare e intensa già vissuta che ha minacciato la propria sopravvivenza; se non fosse cosi continueremmo a scottarci col fuoco.

I binari oltre a spiegare la riattivazione della curva bifasica successivamente alla prima DHS portano alla comprensione ed alla spiegazione delle allergie sia esse alimentari, cutanee, ... e conseguentemente alla rivalutazione del ruolo e della funzione del sistema immunitario.

Un caso reale di allergia può portare maggior chiarimento in merito: donna di 33 anni allergica al pomodoro crudo, riferisce che non può toccarlo con le mani né tantomeno mangiarlo perché ,come reazione immediata, ha sia a livello delle mani che a livello della muscosa orale si manifesta un'infiammazione (gonfiore, rossore, dolore...), inoltre evidenzia che non ha nessuna reazione se il pomodoro è cotto; questo tipo di reazione l'accompagna già da diversi anni ma non ricorda da quanto tempo. "Facilitando" un ricordo ed aiutandola a ricordare se c'è stato un episodio in cui ha vissuto un evento (acuto, inaspettato, … DHS) dove era presente un "pomodoro crudo", le è "venuto alla mente" un ricordo ben preciso: aveva 13-14 anni e insieme ad una sua amica erano entrate nell'orto di un contadino per cogliere un pomodoro per coglierlo e mangiarlo, ma inaspettatamente, il contadino vedendo qualcuno nel suo orto ha cominciato a gridare, a sparare in alto con il fucile, e cosi anche i cani del contadino hanno cominciato ad abbaiare e a correre verso l'orto. Come reazione immediata le bambine sono corse via ed è finita lì. Da quel momento in poi, ricordando bene, non ha più potuto toccare il pomodoro. Questo episodio descrive, in modo esauriente, quando esposto dalle leggi biologiche e il ruolo dei binari. Successivamente a questo episodio, ogni volta che veniva in contatto con il pomodoro crudo, riattivava la curva bifasica (di 20 anni prima), perché lei associava biologicamente e non consapevolmente il pomodoro crudo al pericolo (sopravvivenza). Dopo questa sua comprensione circa questa esperienza è ritornata a mangiare il pomodoro crudo senza nessuna reazione "allergica".

8. Le Costellazioni Cerebrali

La ricerca del Dr. Hamer ha mostrato come il comportamento dell'individuo si sviluppa e segue le stesse leggi biologiche che spiegano i sintomi fisici, le malattie; così anche le "malattie mentali" come la depressione, le psicosi, le nevrosi, la maniacalità le ossessioni, i disturbi dell'alimentazione come bulimia, anoressia hanno una correlazione psichica, cerebrale e organica in accordo con le 5 Leggi Biologiche.

Nella sua ricerca ha potuto comprendere e verificare che quando occorrono delle DHS, cerebralmente si attivano i Relè Cerebrali corrispondenti (1° Legge Biologica), e se i relè attivi sono presenti contemporaneamente sia a destra che a sinistra cerebralmente nello stessa area cerebrale (Tronco, Cervelletto, sostanza Banca o Corteccia), l'individuo entra nella cosi detta *"Costellazione Schizofrenica"*, ovvero manifesterà un certo tipo di "comportamento" caratteristico di quel tipo di costellazione attivata. La gravità del "disturbo psichico" è sempre in relazione all'intensità e durata dei conflitti che si sono verificati (massa conflittuale), di altri fattori (conflitto dei tubuli collettori renali), ...

Le costellazioni si manifestano quando due conflitti sono in fase attiva contemporaneamente, quando uno è in fase attiva (CA) ed uno in crisi epilettoide (CE) o quando tutti e due sono in crisi epilettoide. Vi è l'eccezione delle costellazioni della sostanza bianca cerebrale (connesse alla svalutazione di sé), dove lo stato di costellazione rimane anche nella fase parasimpatica post-conflittolitica.

Ogni area cerebrale, tronco cerebrale, cervelletto, sostanza bianca e corteccia cerebrale hanno le relative costellazioni, vediamone alcune:

Costernazione: a livello del Tronco Cerebrale, sede dei relè corrispondenti a tutti i tessuti che derivano dall'endoderma e riguardanti i conflitti relativi al "boccone", verificandosi, per esempio, una DHS a livello dello stomaco (porzione destra del tronco cerebrale) e una DHS a livello del grosso intestino (porzione sinistra del tronco) la costellazione che ne risulterà sarà la "Costernazione"; l'individuo apparirà confuso, e la capacità di reazione e l'orientamento saranno più o meno compromessi.

Morte emozionale: a livello del Cervelletto, dove sono presenti i relè relativi ad alcuni tessuti di origine mesodermica (mesoderma antico) e relativi ai conflitti del "sentirsi attaccati" il risultato di un doppio conflitto attivo a destra e sinistra cerebralmente, sarà una "morte emotiva". L'individuo si sentirà "emotivamente spento", incapace di provare emozioni, con un comportamento asociale.

Costellazione Maniaco-Depressiva: i relè cerebrali dei conflitti che permettono di "attivare" questa costellazione si trovano nell'area perinsulare e che sono relativi ai *conflitti di territorio* e ai *conflitti affettivo-sessuali*. A seconda del "peso" del conflitto, anche se altri fattori possono intervenire, che accentui il peso più a destra o a sinistra (cerebralmente) la persona mostrerà tratti maniacali o depressivi.

Costellazione Aggressiva: i conflitti di questa costellazione sono relativi al *conflitto d'identità* (mucosa rettale) e al *conflitto di rancore di territorio* (piccola curvatura dello stomaco, vie biliari, dotti pancreatici). Se il conflitto d'identità è più accentuato rispetto al conflitto di rancore di territorio la persona può avere delle esplosioni di violenza verso gli altri, mentre al contrario l'individuo mostrerà tratti aggressivi verso se stesso (autolesionismo).

Costellazione Asmatica: anche l'asma rientra nelle costellazioni cerebrali. I relè coinvolti sono relativi alla *muscolatura della laringe*, con il relativo conflitto di spavento improvviso e alla *muscolatura bronchiale* con il relativo conflitto di minaccia di territorio. A livello pratico possono esserci tre tipi di asma:

- o *Asma Bronchiale*, la caratteristica di questo tipo di asma è che la persona farà *fatica ad espirare (espirazione prolungata)* durante l'attacco asmatico. Questo è causato dal fatto che il relè relativo alla muscolatura bronchiale è in Crisi Epilettoide (CE), mentre il relè relativo alla muscolatura faringe si trova in Conflitto Attivo (CA).

- o *Asma Laringeo*, la caratteristica di questo altro tipo di asma è che la persona farà *fatica ad inspirare (ispirazione prolungata)* durante l'attacco asmatico. Questo è causato dal fatto che il relè relativo alla muscolatura laringea è in Crisi Epilettoide (CE), mentre il relè relativo alla muscolatura dei bronchi si trova in Conflitto Attivo (CA).

o **Stato Asmatico**, in questo stato acuto, molto grave e che richiede un intervento medico d'urgenza, c'è la *difficolta acuta di respirare sia in inspirazione che in espirazione*. Entrambi i relè si trovano contemporaneamente in Crisi Epilettoide (CE).

Oltre a queste Costellazioni cerebrali, esposte brevemente, ce ne sono altre, come: Costellazione Frontale, Bio-Maniacale, Costellazione Megalomane, Mitomane, Occipitale, Uditiva, Talamica Bulimica, Anoressica, Ossessiva, Motoria, Sensoria, Post-Mortale, Planante, Diabetica, … se pensando che nello stesso individuo potrebbero esserci più costellazioni attivate nello stesso tempo ne risultano diverse decine di combinazioni con tratti comportamentali peculiari e unici.

9. Il Conflitto del Profugo

Ogni volta che si vivrà una DHS inizierà un nuovo programma biologico (SBS), per cui vivendo nel tempo diverse DHS, avrò attive in un dato istante diverse curve bifasiche, alcune in fase attiva (CA) ed altre in fase di risoluzione (PCL).

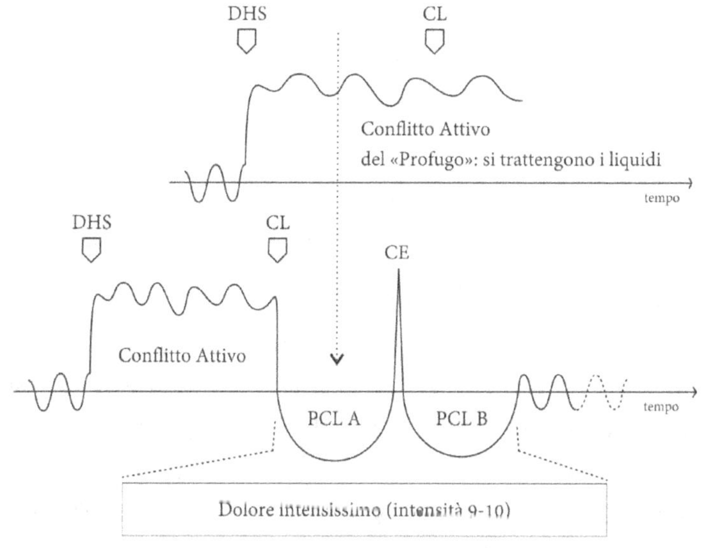

Tra tutti i conflitti biologici che viviamo, ce n'è uno molto importante e fondamentale per i suoi risvolti pratici che, se attivo, ha la capacità di aumentare la manifestazione sintomatica della curva parasimpaticotonica (PCL A e B) e di qualsiasi curva bifasica relativa a qualsiasi SBS attivo.

E' il conflitto del profugo, programma di ritenzione idrica, relativo al sistema dei Tubuli Collettori Renali (derivazione Endodermica) che in Conflitto Attivo fa aumentare la funzione:

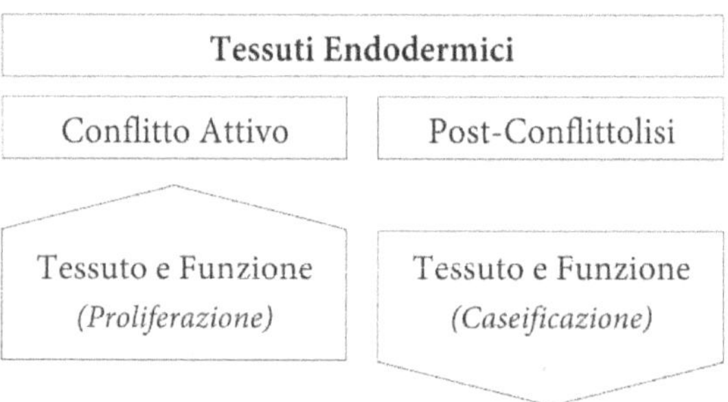

Nella fase simpaticotonica (CA) dei tubuli collettori renali avrò ritenzione idrica sistemica (tutto il corpo sarà sentito gonfio), ci si percepirà "gonfi" senza necessariamente nessun altro sintomo, ma se oltre al SBS dei tubuli collettori (conflitto del profugo attivo) avrò anche in atto un altro SBS in fase di soluzione (PCL A), la sintomatologia di quest'ultimo aumenterà esponenzialmente.

Il risultato sarà un edema locale della 2° curva più edema globale (CA tubuli collettori renali) della 1° curva e ne deriverà una sintomatologia molto più grave (edema locale + edema sistemico = + dolore o sintomo).

Una singola curva di soluzione (PCL) dà dolore o una sintomatologia che può raggiungere su una scala da 1 a 10, un punteggio di 2-3 con il conflitto del profugo attivo, invece, il dolore sale oltre un punteggio di 7-8.

10. Ansia e Attacchi di Panico

La comprensione delle 5 Leggi Biologiche è fondamentale per contestualizzare ed inquadrare al meglio sia l'ansia che gli attacchi di panico in relazione alla curva bifasica ovvero al Programma Biologico e Sensato della Natura (2° Legge Biologica).

L'Ansia

Molti concordano che l'ansia rappresenta una condizione fisiologica, una risorsa fondamentale, efficace in molti momenti della vita per mantenere lo stato di allerta, farci trovare una soluzione, proteggerci dai rischi, migliorare le risposte e le prestazioni nello studio, nel lavoro e nello sport.

L'ansia è un fenomeno normale che comporta una stato di attivazione del sistema neurovegetativo (Sistema Nervoso Autonomo) che si attiva quando viviamo una situazione che viene vissuta o percepita come pericolosa.

I fenomeni neurovegetativi che si manifestano durante lo stato d'ansia sono individuali e possono essere molteplici: sudorazione, mani fredde e bagnate, tachicardia, bocca asciutta, nausea, disturbi intestinali, vampate di calore, "nodo alla gola", vertigini, tensioni muscolari, agitazione, incapacità a stare fermi, irrequietezza, sentirsi "con i nervi a fior di pelle", irritabilità, difficoltà di concentrazione, vuoti di memoria, sonno irrequieto, insoddisfacente o difficoltà ad addormentarsi, pensiero ossessivo.

Tali fenomeni sono tutti riconducibili ad un'attivazione del Sistema Nervoso Autonomo e più precisamente all'attivazione del Sistema Ortosimpatico che a livello della curva bifasica (SBS) corrisponde al Conflitto Attivo:

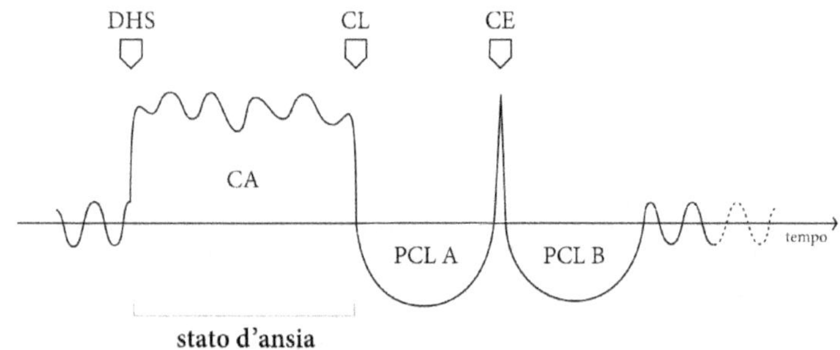

L'ansia, come già detto, è una condizione fisiologica che permette all'organismo di poter essere reattivo, fuggire, attaccare, reagire nel modo più efficace possibile mettendosi al riparo e garantendosi cosi la possibilità di sopravvivere in un ambiente ostile.

Se l'attivazione è eccessiva rispetto alle situazioni che si vivono, si parlerà di "disturbo d'ansia" e diventerà un fattore che può complicare la vita di una persona che viene messa nelle condizioni di essere incapace di affrontare le più comuni situazioni nel quotidiano, a scuola, nel lavoro, nelle relazioni.

In questo caso, secondo le 5 Leggi Biologiche, questo tipo di "risposta eccessiva" è causata dalla concomitante attivazione del Profugo (vedi: cap. Conflitto del Profugo) che esaspera l'intensità dell'ansia.

L'ansia si manifesta nella maggior parte delle volte conseguentemente ad una precisa situazione che l'individuo vive (DHS):

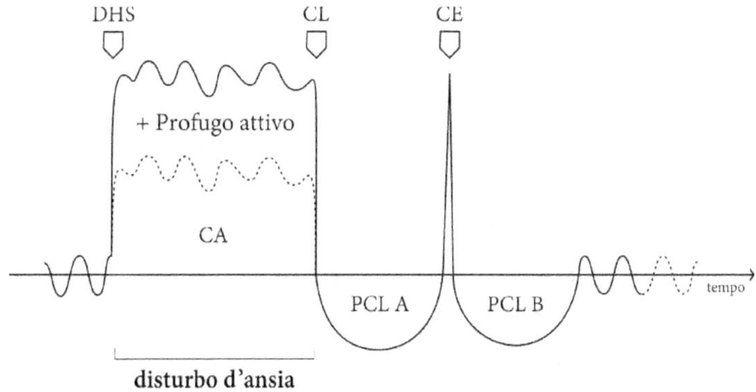

Secondo le 5 Leggi Biologiche, tutte le singole manifestazioni ansiogene sono riconducibili ognuna ad un certo tipo di DHS.

Se è vero che l'ansia è conseguente il più delle volte ad un certo evento che si è vissuto o si sta vivendo ed è perciò facile correlarlo ad una situazione precisa, a volte però lo stato d'ansia sembra non essere collegato a qualcosa di vissuto e si porta a definire un'evenienza del genere come un "falso allarme". In questo caso, secondo le 5 Leggi Biologiche, è possibile spiegarlo con il fatto che la persona può aver preso dei binari (vedi: cap. Binari) che portano ad attivare la curva bifasica attivata precedentemente:

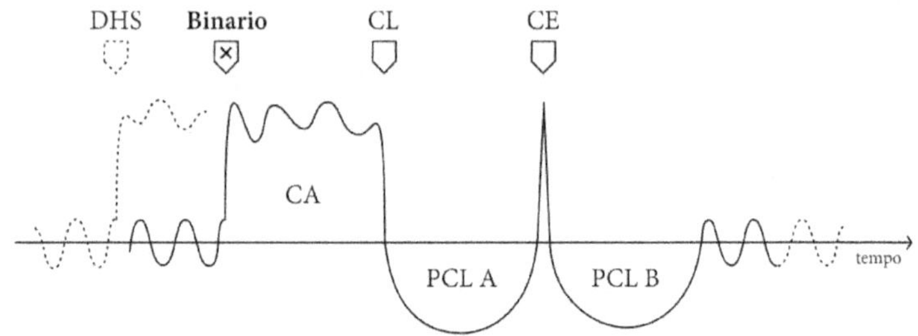

Un esempio può chiarire meglio questa dinamica: se si vive un Conflitto Biologico (DHS) in seguito ad un incidente stradale, nell'istante della DHS si fisseranno dei binari tipo: tempo atmosferico in quell'istante, tipo di strada o incrocio dove è avvenuto l'incidente, stagione, tipo di traffico (coda,..), dinamica dell'incidente, ... successivamente , anche a distanza di qualche settimana o mese, se si riprendono o si rivivono alcuni binari fissati all'epoca dell'incidente si verificherà una riattivazione della curva originaria (CA) ed emergerà l'ansia.

In questo caso l'ansia rappresenta un "campanello d'allarme biologico" per permettere alla persona di reagire al meglio in quella situazione che dal punto di vista biologico potrebbe ripetersi.

La consapevolezza di quello che si è vissuto o si sta vivendo permette di ridurre l'intensità dell'ansia anche grazie alla riduzione del Profugo Attivo.

Gli Attacchi di Panico

Gli attacchi di panico sono episodi improvvisi, inaspettati ed intensi, di un forte stato di ansia, paura e con una rapida escalation di sintomi fisici ed emotivi; si distinguono da tutte le altre forme d'ansia per l'intensità e per il fatto che non sembrano dovuti e scatenati, apparentemente, a niente di particolare. Il primo attacco di panico è generalmente inaspettato, cioè si manifesta "a ciel sereno".

I sintomi più comuni, solo per citarne alcuni, possono essere: palpitazioni, tachicardia, sensazione di soffocamento, paura di perdere il controllo, di morire o di impazzire, sudorazione, brividi, vampate di calore, tremori, dolore al petto, nausea, sensazioni di sbandamento (vertigini o capogiri), sensazioni di stordimento, sensazioni di percepire il mondo esterno come irreale, …

Secondo le 5 Leggi Biologiche e più precisamente per la 2° Legge Biologica questa manifestazione così acuta, definita attacco di panico, corrisponde alle Crisi Epilettoide:

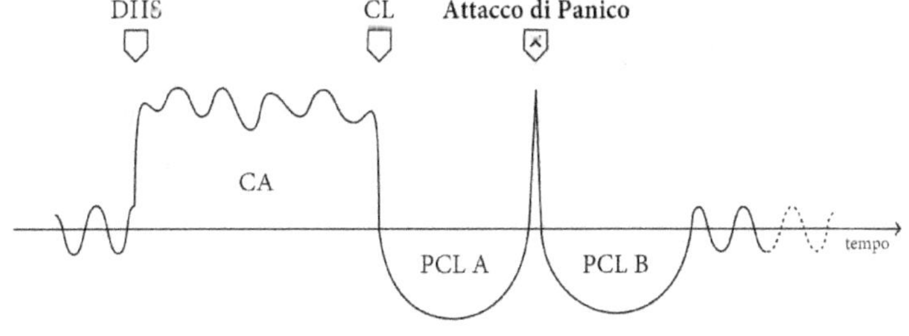

Com'è possibile osservare dal grafico la Crisi Epilettoide (CE) è preceduta da una fase parasimpaticotonica (PCLA) ed in effetti, chi soffre di attacchi di panico, precedentemente all'attacco, si trova in uno stato di tranquillità e benessere sia fisico che mentale e che nulla farebbe presagire a breve un'escalation di manifestazioni neurovegetative così intense.

La Crisi Epilettoide rappresenta un picco simpaticotonico che avviene esclusivamente dopo la Conflitto Lisi (CL) e si manifesta a metà circa della fase di riparazione:

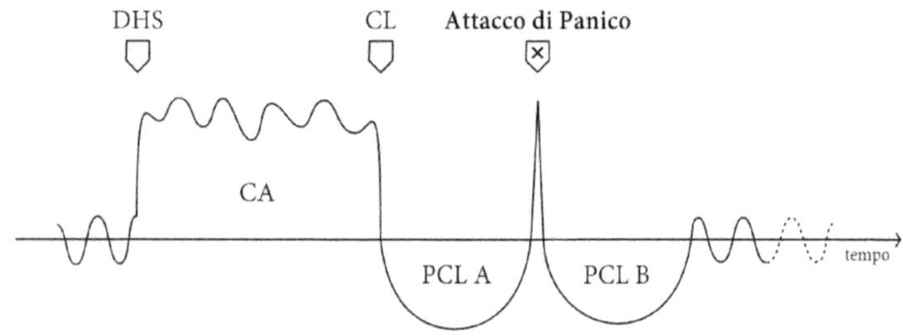

La funzione fondamentale di questa stimolazione ortosimpatica (CE) ha il compito di ridurre l'edema locale del Relè Cerebrale (Focolaio di Hamer) attivato dalla DHS. Durante la Crisi Epilettoide (Attacco di Panico) si rivivrà intensamente ed acutamente le stesse sensazioni psico-fisiche (neurovegetative) che si sono vissute durante la DHS.

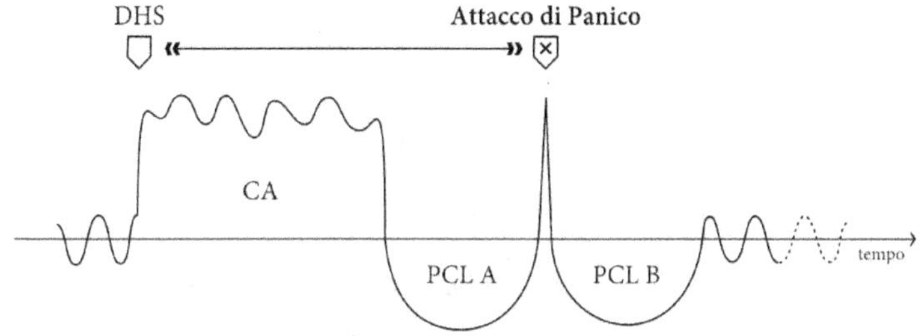

Possiamo così comprendere che c'è una relazione precisa tra il proprio Attacco di Panico ed un evento acuto, intenso, drammatico (DHS) vissuto precedentemente. La particolarità è che sia la Crisi Epilettoide che la DHS hanno un comune denominatore ovvero sono sovrapponibili per quello che riguarda le manifestazioni neurovegetative. Importante comprendere che tra DHS e CE possono passare ore, giorni, settimane o più raramente mesi e questo dipende da quando avviene la Conflitto Lisi (CL).

A questo punto può essere chiarificatore un esempio: ipotizziamo di soffrire di attacchi di panico da circa 3 mesi e che durante gli attacchi di panico si presentino delle manifestazioni neurovegetative come:

- o mi sento soffocare
- o mi sento stretto in una morsa
- o sento dei brividi sottopelle
- o sento la gambe irrigidirsi
- o tachicardia
- o sudorazione profusa
- o ...

Questi attacchi di panico arrivano improvvisamente senza nessun segnale premonitore ed avvengono quando si è in uno stato di tranquillità, quando si è sul divano, in macchina, si sta cucinando o leggendo un libro…

Secondo quanto illustrato, queste manifestazioni sono relative ad un'attivazione del sistema ortosimpatico e corrispondono alla Crisi Epilettoide:

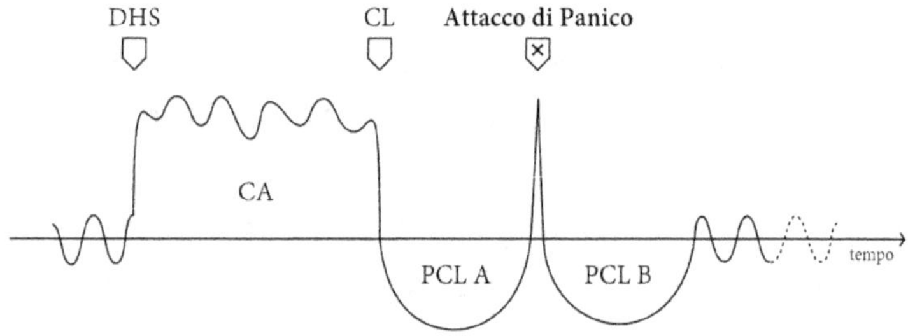

Per avere queste manifestazioni vuol dire che si deve aver vissuto, precedentemente, una situazione (DHS) dove, decodificando i sintomi, si è vissuto un evento dove ci si è sentiti:

- o   aggrediti
- o   attaccati
- o   non si poteva fuggire
- o   …

Conoscendo e comprendendo le 5 Leggi Biologiche e l'andamento della curva bifasica è possibile collegare e prevedere quali manifestazioni neurovegetative si possono presentare.

E' tutto molto logico e verificabile da chiunque; alcune persone per esperienza personale sono arrivate alle stesse conclusioni, ma questo "sentito personale" il più delle volte viene "messo da parte" non trovando un riscontro concorde con medici, psicologi o psicoterapeuti.

Sintetizzando l'intero discorso possiamo dire che:

l'attacco di panico è una manifestazione neurovegetativa che ha origine da un evento biologico, acuto, intenso e drammatico (DHS) che si è vissuto precedentemente al primo attacco di panico (CE).

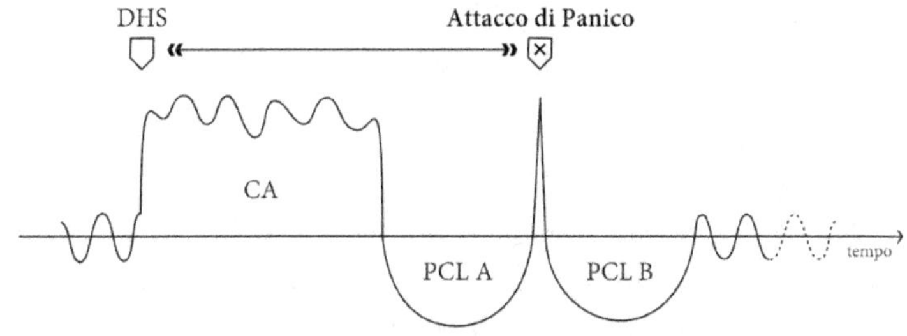

In natura l'andamento della curva bifasica ha un andamento progressivo, avviene una DHS si entra in CA, arriva la CL e si entra nella fase Post-Conflittolitica (PCL) e avviene una CE per poi successivamente ritornare in normotonia; perciò si dovrebbe avere biologicamente un singolo attacco di panico;

ma questo non accade di sovente ma piuttosto si verificano continui attacchi di panico:

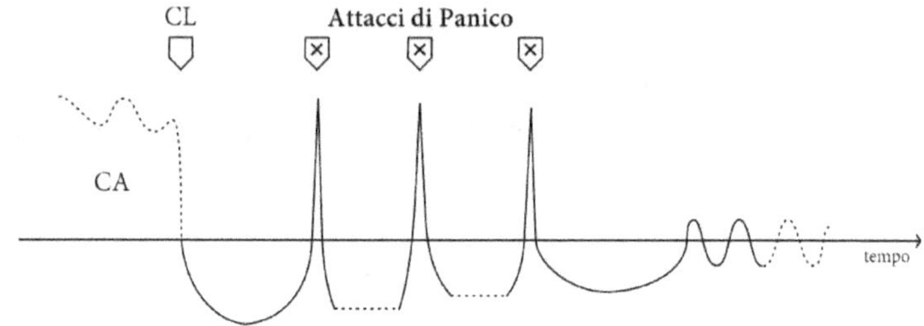

Il motivo di questo andamento è riconducibile al fatto che quando avviene il primo attacco di panico la persona subisce in quell'istante una nuova DHS relativa al suo attacco di panico che rappresenta una nuova DHS per il motivo che è un evento acuto, inaspettato, intenso e che non riesce a ricollegarlo a nulla in particolare. Questa dinamica oltre a spiegare il motivo per cui gli attacchi continuano ad accadere, spiega anche quei casi in cui gli attacchi di panico si modificano nel tempo, iniziano con delle manifestazioni ben precise e con il tempo si modificano sia per quello che riguarda il tipo di sintomi che l'intensità dell'attacco. Subendo continuamente nuove DHS di conseguenza iniziano nuove curve bifasiche e nuovi binari che verranno mantenuti nel tempo.

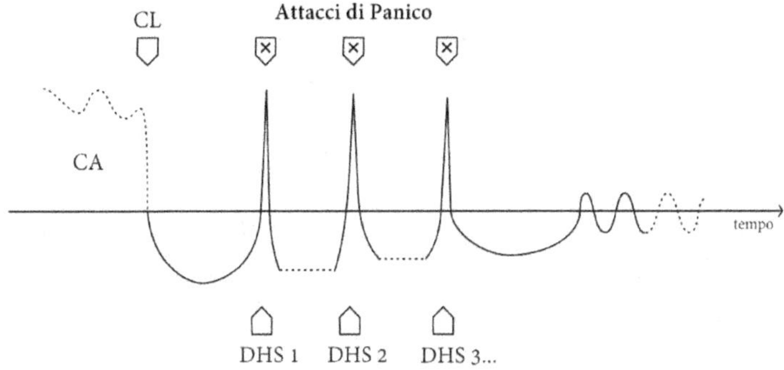

Non è raro che le persone quando riescono a risalire al conflitto iniziale (DHS) relativo al loro attacco di panico vedono gli attacchi di panico svanire o attenuarsi sensibilmente e gestire con più controllo il proprio attacco di panico. Questo dipende a mio avviso dalla capacità di connettersi alla propria "mente biologica".

A questo punto può essere utile proporre un protocollo per cercare di risalire all'origine del proprio attacco di panico.

Prima di procedere è consigliabile avere a disposizione circa 20-30 minuti dove non si verrà disturbati o interrotti per rispondere a 5 domande.

Prendetevi tutto il tempo necessario e non abbiate fretta nel ricordare, la mente ha bisogno del suo tempo per ricordare.

1. Scrivi qui sotto o su un foglio la data il più precisa possibile in cui avete avuto il primo attacco di panico:

2. Scrivi, non avendo fretta, tutte le manifestazioni fisiche ed emotive che hai durante il tuo attacco di panico *(importante: se le manifestazioni si sono modificate nel tempo dovresti ricordare e scrivere le prime manifestazioni dei primi attacchi di panico che hai avuto)*:

3. Prenditi ancora del tempo per ricordare ed arricchire di particolari le sensazioni fisiche, psichiche ed emotive dell'attacco di panico, ricordati di scrivere tutto.

4. Domanda:

Precedentemente al tuo primo attacco di panico ovvero precedentemente alla data che hai segnato al punto -1-, *dovresti aver vissuto una situazione in cui ti sei sentita/o:*

Rileggi le sensazioni fisiche, psichiche, emotive che hai scritto al punto -2- :

Molto probabilmente sei riuscita o riuscito a connetterti con l'evento che ha scatenato i tuoi attacchi di panico…

Se così non fosse puoi ripetere il protocollo quante volte vuoi oppure può farti un'ultima domanda:

5. Dimenticando per un momento tutto quello che ti è stato detto sul tuo attacco di panico:

   Secondo te i tuoi attacchi di panico a cosa li riconduci? A quale evento? A quale situazione? A quale periodo?

Approfondimento

Ad un successivo livello di approfondimento e di analisi è utile ricordare che ad ogni DHS corrisponde una sola manifestazione sintomatica fisica e/o psichica, come con il pianoforte ad un tasto corrisponde una nota.

Durante uno shock biologico (evento) è possibile patire una o più DHS e conseguentemente si avrà l'attivazione di una o più curve bifasiche che potranno avere un decorso sincrono o sfasato nel tempo e ogni curva avrà in sé un vissuto psichico e una corrispondenza organica:

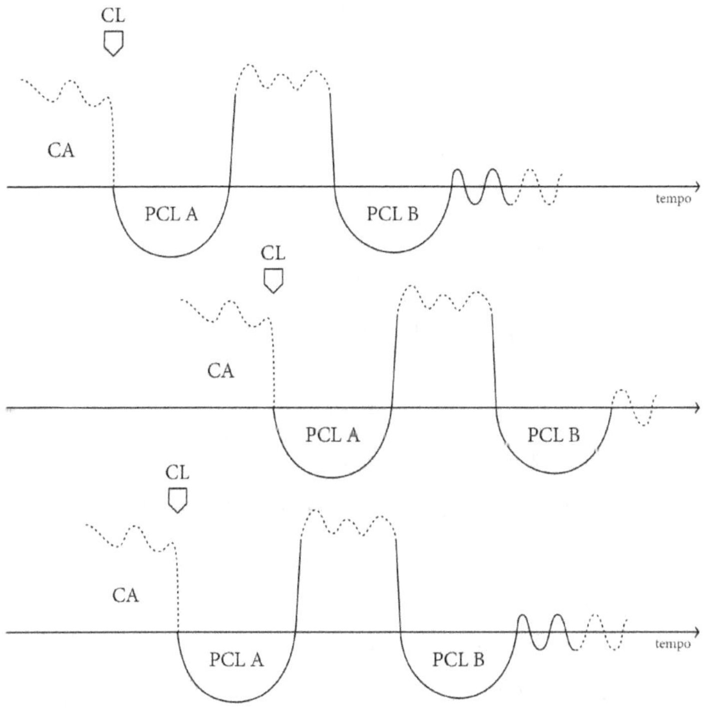

Decodificando biologicamente le manifestazioni che si hanno durante l'attacco di panico è possibile a risalire al tipo di conflitto vissuto.

Per citarne alcuni, se durante l'attacco di panico si manifesta:

o   Difficoltà a respirare: sta a significare che al momento della DHS si è vissuto un *conflitto della laringe o dei bronchi* con la conseguente costellazione asmatica.
o   Sentirsi bloccati: conflitto dei *dotti tiroidei.*
o   Sensazione di camminare sull'ovatta: conflitto di opposizione *(cellule Beta del Pancreas).*
o   Sensazione di voler spaccare tutto: conflitto di rancore di territorio *(vie biliari).*
o   Non poter gridare: conflitto della laringe *(paura frontale).*
o   Sensazione di tremore interno: conflitto del sentirsi attaccati *(conflitto del derma).*
o   Tremori muscolari: conflitto motorio *(non poter scappare, afferrare, …),* il gruppo muscolare coinvolto darà maggiori indizi sul conflitto vissuto.
o   Disturbi intestinali: contrarietà indigeste *(colon).*
o   Nausea, vomito: qualcosa che non si riesce digerire *(stomaco, piccola curvatura, cardias).*
o   Vertigini, capogiri: controllare una situazione.

Per quello che riguarda i conflitti dei tessuti che derivano dall'Ectoderma, la Crisi Epilettoide ha una durata, per singolo attacco, di alcuni secondi (10-20 secondi) dal punto di vista biologico, ma nella pratica spesso questo tipo di attacchi hanno una durata anche di alcuni minuti e questo sta a significare che la Crisi Epilettoide va *"in sospensione"* mantenendo per tutto il tempo lo stato di simpaticotonia:

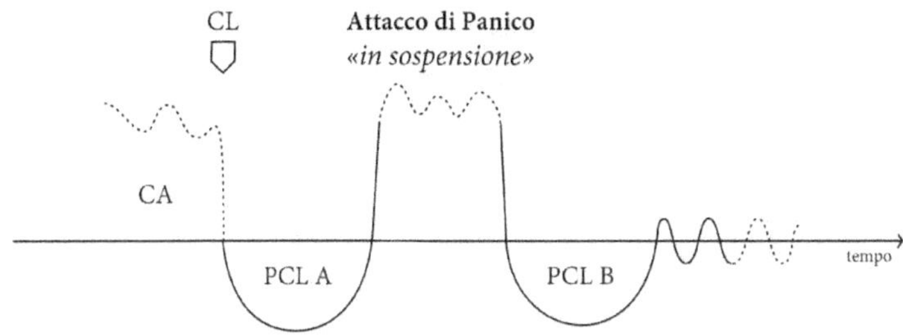

Appendice

Il Sistema Nervoso

Il sistema nervoso è organizzato anatomicamente in:

Sistema Nervoso Centrale (SNC) che comprende l'encefalo (cervello) e il midollo spinale (nevrasse): riceve, integra ed elabora gli stimoli afferenti provenienti dal Sistema Nervoso Periferico (SNP) che a sua volta riceve gli stimoli efferenti dal SNC.

Sistema Nervoso Periferico (SNP) comprende i nervi cranici e i nervi spinali emergenti dal midollo spinale; si suddivide in due parti principali:

- **Sistema Nervoso Somatico** (SNS) responsabile delle risposte volontarie.
- **Sistema Nervoso Autonomo** (SNA), responsabile delle risposte involontarie, composto da:
    - **Sistema Nervoso Ortosimpatico**
    - **Sistema Nervoso Parasimpatico**

Il Sistema Nervoso Autonomo, oltre a regolare l'omeostasi dell'organismo, controlla tutte le funzioni del corpo che normalmente non sono sotto un controllo conscio; innervando ogni singolo tessuto, organo e viscere, è un sistema non influenzabile dalla volontà e opera con meccanismi autonomi ma sempre una in stretta collaborazione reciproca con il Sistema Nervoso Centrale.

L'innervazione ortosimpatica è tradizionalmente descritta come una componente che svolge una funzione fuga/attacco, di allerta, mobilita e organizza le risorse energetiche in situazioni d'emergenza o pericolo, stimola il cuore e i polmoni, dilata i bronchi, contrae le arterie e inibisce l'apparato digerente, prepara l'organismo all'attività fisica mentre il sistema parasimpatico è un sistema che predispone al risparmio di energie, alla digestione, al sonno e al riposo.

Embriologia: i 3 Foglietti Embrionali

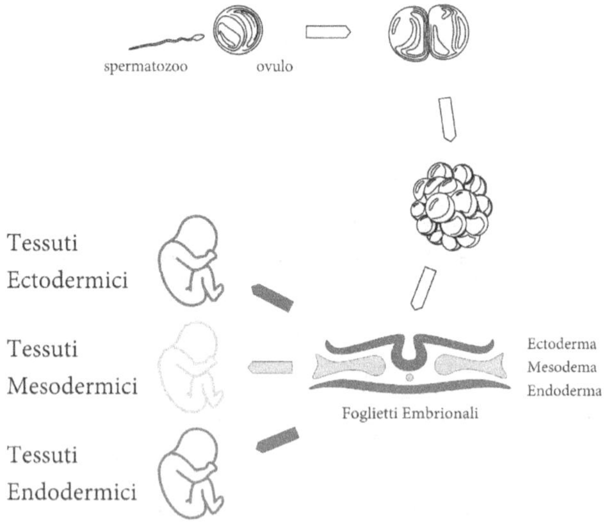

L'embriologia è lo studio dello sviluppo intrauterino dell'organismo dalla fecondazione (tra ovulo e spermatozoo) fino alla nascita. L'ovulo fecondato (zigote) attraverso processi di divisione, differenziazione e accrescimento darà origine al feto. Lo sviluppo embrionale passa attraverso diverse fasi successive di segmentazione (morula, blastocisti), gastrulazione e organogenesi.

Nelle prime tre settimane di gestazione, in seguito all'attiva proliferazione cellulare, si verranno a formare "3 popolazioni" di cellule (foglietti embrionali) definiti: Endoderma, Mesoderma ed Ectoderma.

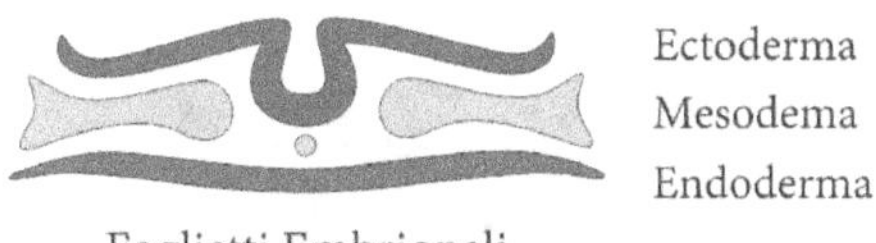

Foglietti Embrionali

Da questi 3 foglietti germinativi deriveranno per differenziazione successiva tutti i tessuti del corpo. In sintesi e più precisamente: dall'Endoderma originano tutti i tessuti che formano il tubo digerente e il sistema riproduttivo, dal Mesoderma originano i tessuti che compongono il sistema muscolo-scheletrico e dall'Ectoderma originano la pelle, il sistema nervoso, una parte del sistema vascolare...

Le 5 Leggi Biologiche

dei tessuti di **origine Endodermica** diretti dal **Tronco Cerebrale**

per i Conflitti : del **"boccone"**

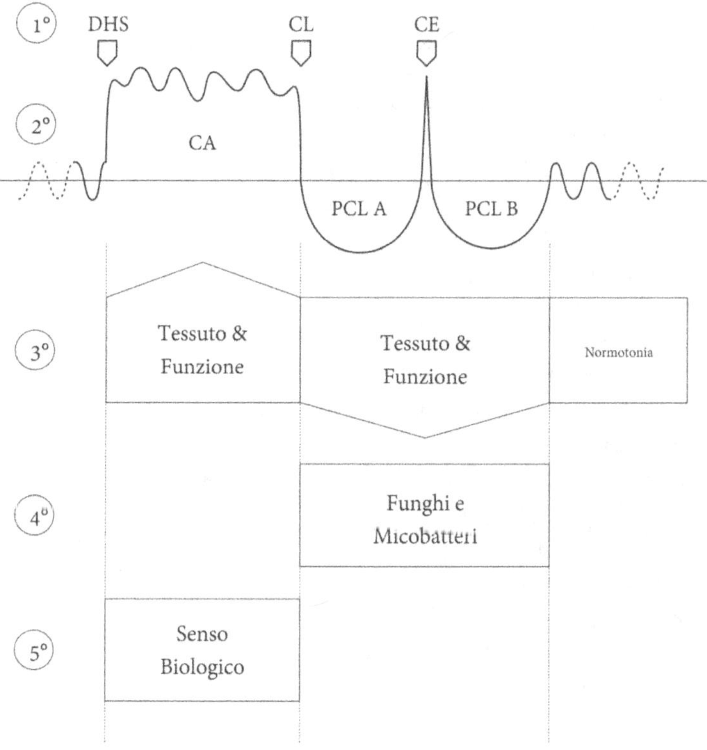

Tessuti di origine Endodermica

Submucosa orale

Palato

Ghiandole parotidi

Ghiandole salivari sublinguali

Tonsille

Adenoidi (faringe)

Ghiandole lacrimali

Iride

Ghiandola tiroidea

Ipofisi posteriore

Orecchio medio

Tromba d'Eustachio

Terzo inferiore dell'esofago *(eccetto 2/3 inferiori)*

Alveoli polmonari

Grande curvatura dello stomaco *(eccetto piccola curvatura)*

Parenchima epatico *(eccetto dotti biliari e colecisti)*

Parenchima pancreatico *(eccetto dotti pancreatici e Isole del Langerhans)*

Epitelio cilindrico del tratto gastro-intestinale

Duodeno *(eccetto il bulbo duodenale)*

Intestino tenue, crasso e sigma

Parte interna dell'ombelico

Midollare del surrene *(eccetto corteccia surrenale)*

Tubuli collettori renali

Submucosa rettale

Trigono della vescica

Mucosa del corpo dell'utero

Ghiandole del Bartolini

Tube di Falloppio

Tessuto ovarico *(eccetto tessuto interstiziale)*

Tessuto testicolare

Prostata

Ghiandole che producono lo smegma

Muscolatura liscia.

Le 5 Leggi Biologiche

dei tessuti di **origine Mesodermica** diretti dal **Cervelletto**

per i Conflitti : del "**sentirsi attaccati**"

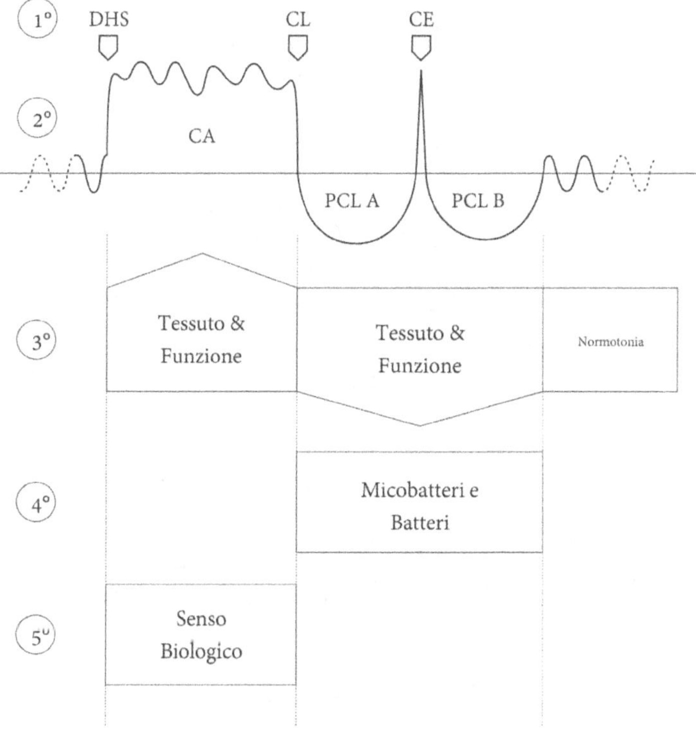

Tessuti di origine Mesodermica

Derma
Ghiandola mammaria *(eccetto dotti)*
Pericardio
Pleura
Peritoneo
Grande omento

Le 5 Leggi Biologiche

dei tessuti di **origine Mesodermica** diretti dalla **Sostanza Bianca**

per i Conflitti : di **"auto-svalutazione"**

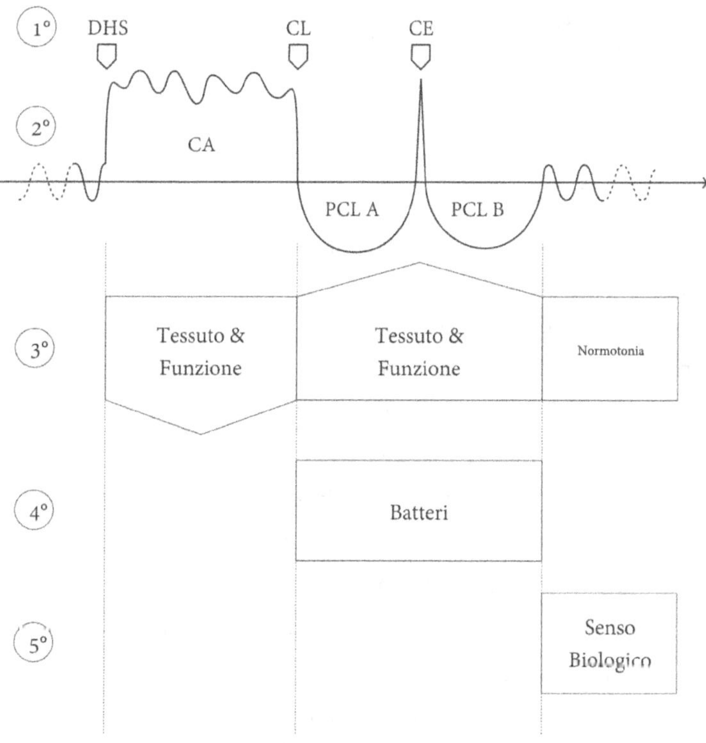

Tessuti di origine Mesodermica

Tessuto connettivo

Tessuto linfatico *(linfonodi)*

Tessuto tendineo

Tessuto adiposo

Tessuto cartilagineo

Tessuto osseo

Denti *(dentina)*

Milza

Muscolatura striata

Parete delle arterie

Parete delle vene

Tessuto miocardico

Muscolatura liscia uterina

Muscolatura del collo dell'utero

Muscolatura anulare dello sfintere del collo dell'utero

Muscolatura *(striata)* della vescica

      Muscolatura anulare dello sfintere vescicale

Muscolatura liscia del tratto intestinale

Muscolatura *(striata)* del retto

      Muscolatura anulare dello sfintere anale

Corteccia Surrenale

Tessuto interstiziale ovarico *(escluso parenchima)*

Tessuto interstiziale testicolare *(escluso parenchima)*

Parenchima renale

Le 5 Leggi Biologiche

dei tessuti di **origine Ectodermica** diretti dalla **Corteccia Cerebrale**

per i Conflitti : di "**territorio e separazione**"

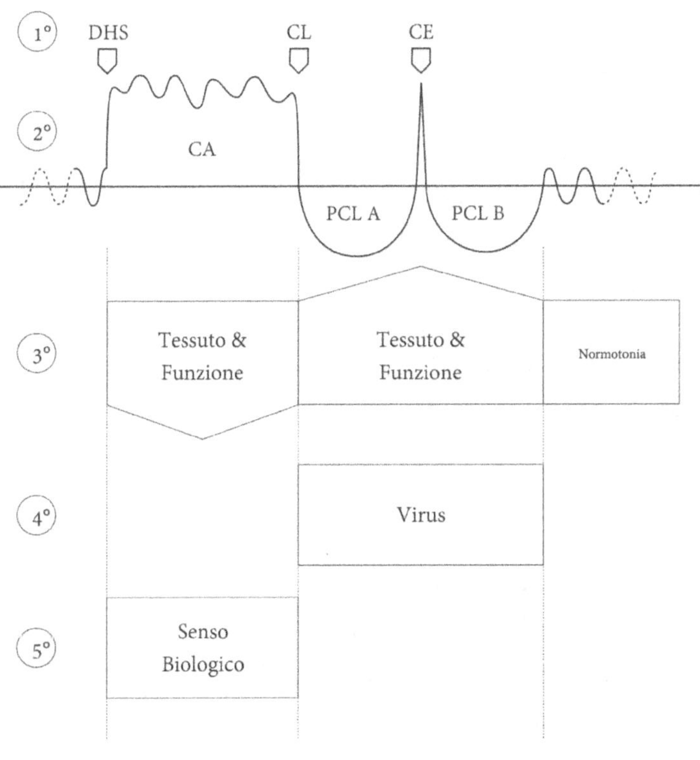

Tessuti di origine Ectodermica

Epitelio pavimentoso

      dei dotti tiroidei

      della laringe

      degli archi branchiali

      dei dotti lattiferi *(mammella)*

      della mucosa bronchiale

      dei dotti pancreatici

      delle vie biliari

      del bacinetto renale e ureteri

      dell'epidermide

      della palpebra e della congiuntiva

      dotti lacrimali

      dotti della parotide e ghiandole sublinguali

Corpo vitreo, cornea e cristallino

Smalto dei denti

Intima delle arterie e vene coronariche

Mucosa nasale e seni paranasali

Mucosa orale

Mucosa dei 2/3 superiori dell'esofago

Mucosa gastrica *(piccola curvatura)*

Mucosa del collo e orifizio dell'utero

Mucosa vaginale

Mucosa rettale

Mucosa vescicale *(eccetto il trigono)*

Pancreas *(Cellule alfa e beta)*

Periostio

L'autore

Andrea Taddei è nato a Milano nel 1970. Durante gli Studi Universitari in Medicina e Chirurgia, apprende diverse BioDiscipline quali Craniosacrale, Medicina Tradizionale Cinese, Shiatsu, Medicina Ayurvedica, Yoga e Meditazione. In seguito all'abbandono degli Studi Accademici si dedica a tempo pieno alla diffusione e allo studio delle BioDiscipline.

Autore di diversi libri sulle 5 Leggi Biologiche:

Le 5 Leggi Biologiche e la Nuova Medicina del Dr. Hamer

Le 5 Leggi Biologiche: Ossa, Muscoli e Articolazioni

Le 5 Leggi Biologiche: la Pelle e le Allergie Cutanee

Le 5 Leggi Biologiche: Ansia e Attacchi di Panico

Tiene seminari divulgativi e corsi di approfondimento sulle 5 Leggi Biologiche.

Il sito di riferimento: www.5leggibiologiche.it.

Bibliografia

Dr. Med. Mag. Theol. Ryke Geerd Hamer

Testamento per una Nuova Medicina Germanica®

© 1999 Amici di Dirk, Ediciones de la Nueva Medicina S.L

Dr. Med. Mag. Theol. Ryke Geerd Hamer

Tabella Scientifica della Nuova Medicina Germanica®

© 2007 Amici di Dirk, Ediciones de la Nueva Medicina S.L

Dr. Med. Mag. Theol. Ryke Geerd Hamer

Il Capovolgimento Diagnostico

© 2003 Amici di Dirk, Ediciones de la Nueva Medicina S.L

Dr. Med. Mag. Theol. Ryke Geerd Hamer

Il Cancro e tutte le cosidette "malattie"

© 2003 Amici di Dirk, Ediciones de la Nueva Medicina S.L

Libri sulle 5 Leggi Biologiche

Andrea Taddei

Le 5 Leggi Biologiche e la Nuova Medicina del Dr. Hamer

2° Edizione © 2015 Andrea Taddei

Andrea Taddei

Le 5 Leggi Biologiche: Ossa, Muscoli e Articolazioni

La Nuova Medicina del Dr. Hamer

Michel Henrard
Comprendi la tua malattia con le scoperte del Dott. Hamer
© 2015 Macro Edizioni

Mauro Sartorio
Noi siamo il nostro corpo
© 2015 CreateSpace

Marisa Rossi
Volare più in Alto di un Aquilone
Grazie mille Dott. Hamer
© 2010 Om Edizioni

Giorgio Mambretti, Jean Seraphin
La medicina sottosopra. E se Hamer avesse ragione?
© 2000 Edizioni Amrita

Davide Cerutti
La Bussola di Hamer
© 2012 Edizioniandromeda

Maria Gabriella Bardelli
La guarigione è dei pazienti
© 2012 Edizioni L'Età dell'Acquario

Giovanna Conti
Per una Musica Biologicamente Sensata nell'ottica della Nuova Medicina Germanica° + DVD

Giovanna Conti
Fenometologia della musica
L'uomo e la sua Melodia Arcaica: fenomeno tra i fenomeni.
© 2012 Azzali Editori

Katia Bianchi, Sandra Pellegrino
Viaggio nella Nuova Medicina
Dal sistema di Hamer la storia, la scienza, l'arte della vita
© 2009 Om Edizioni

Katia Bianchi, Sandra Pellegrino
Le Malattie che Fanno Guarire
© 2011 Om Edizioni

Carini, Camilletti, Amelio
La Biologia delle Emozioni
© 2011 Edizioni Amrita

Appunti